Mentales Training

Mentales Training

Anwendungen in Psychotherapie, Beratung, Supervision und Selbsthilfe

2., überarbeitete und erweiterte Auflage

von

Dr. rer. soc. Fred Christmann

Verlag für Angewandte Psychologie
Göttingen

Dr. rer. soc. Fred Christmann, geb. 1948. Studium der Psychologie in Tübingen und Heidelberg; Diplom 1974; Promotion 1987. Zwölfjährige Tätigkeit bei einer Psychologischen Beratungsstelle. Seit 1986 Leiter des Therapiezentrums der Gerhard-Alber-Stiftung. 1993 bis 1994 Mitarbeiter des Psychologischen Instituts der Universität Tübingen. Vorstandsvorsitzender des Stuttgarter Zentrums für Verhaltenstherapie. Dozent und Supervisor in Verhaltenstherapie, Hypnose und Kindertherapie.

Die Deutsche Bibliothek – CIP-Einheitsaufnahme

Christmann, Fred:
Mentales Training : Anwendungen in Psychotherapie, Beratung, Supervision und Selbsthilfe / von Fred Christmann. - 2., überarb. und erw. Aufl. -
Göttingen : Verl. für Angewandte Psychologie, 1996
ISBN 3-8017-0956-6

Rohnsweg 25, D-37085 Göttingen

Druck und buchbinderische Verarbeitung: Dieterichsche Universitätsbuchdruckerei
W. Fr. Kaestner GmbH & Co. KG, D-37124 Göttingen-Rosdorf
Printed in Germany

ISBN 3-8017-0956-6

Vorwort

Mentales Training oder Mental-Training kennt heute wahrscheinlich jeder aus unseriöser Werbung ("Wollen Sie grenzenlose Energie?"), viel zu wenige nutzen aber die realen Möglichkeiten Mentalen Trainings. Obwohl es als Methode von verschiedenen Psychotherapie-Schulen angewandt wird, gibt es keine ausführliche Anleitung dazu.

Hier wird nun das Vorgehen beim Mentalen Training genau erklärt: Anhand der Schilderung eines echten Falles von Prüfungsversagen und Depression wird deutlich gemacht, welchen Stellenwert Mentales Training in der Psychotherapie und in der Persönlichkeitsentwicklung haben kann; es wird aber auch aufgezeigt, welche zusätzlichen Faktoren zu berücksichtigen sind (wie man an diesem Fall erkennt, können Beratung und Psychotherapie erheblichen Schaden anrichten).

Mentales Training kann bei Kindern und Erwachsenen und bei einer Vielzahl von Problemen eingesetzt werden, bei Sucht ebenso wie bei psychosomatischen Beschwerden, zur Geburtsvorbereitung ebenso wie gegen Lampenfieber.

Für Berater[1] und Psychotherapeuten sollte Mentales Training eine Standardmethode alltäglichen Arbeitens sein; es kann aber auch von Lehrern, Gruppenleitern, Managern, Supervisoren usw. sinnvoll in der Arbeit und zur eigenen Psychohygiene (Burnout) eingesetzt werden.

Nicht zuletzt sollen die wörtlichen Anleitungen des Buches interessierten Laien, therapiebegleitend oder selbständig, bei der persönlichen Veränderung helfen.

Stuttgart, im Januar 1994 Fred Christmann

---

[1]*Der* Therapeut bzw. *der* Patient werden hier jeweils als neutrale Formulierung verwendet, die sowohl für männliche wie für weibliche Personen gilt; so, wie man den Mehrheitsartikel *die*, z.B. die Männer, auch nicht als weiblich versteht.

Vorwort zur zweiten Auflage

Die Rückmeldungen zu diesem Buch zeigten, daß es für viele Leser neu ist, Mentales Training als psychotherapeutische Methode zu verstehen, die weit mehr ist als positives Denken. Mentales Training ermöglicht in der Psychotherapie sowohl ein strukturiertes als auch ein individuum-zentriertes Vorgehen, beides Anforderungen an professionell-therapeutisches Handeln.
Die Rückmeldungen bestätigen ebenso, daß Mentales Training präventiv eingesetzt werden kann, entweder zur Selbsthilfe bzw. eigenen Psychohygiene oder zur Problemlösung im Umgang mit anvertrauten Schülern oder Mitarbeitern.
Um das Verständnis für die vielfältigen Möglichkeiten Mentalen Trainings zu vertiefen und dessen Anwendung zu erleichtern, wurden für diese Auflage Erweiterungen vorgenommen: Für die Arbeit in der Rehabilitation und mit Kindern und Jugendlichen werden zusätzliche Anregungen gegeben und konkrete Beispiele ausgeführt.
Neu ist auch die Möglichkeit musikunterstützter Anwendung des Mentalen Trainings auf einer CD. Speziell zur Angstbewältigung wurden zwei aufeinander aufbauende mentale Übungen mit eigens dafür komponierter Musik geschaffen. Diese CD kann bei der Testzentrale bezogen werden (Testzentrale, Hogrefe-Verlag, Postfach 3751, 37027 Göttingen; Tel. 0551/50688-0, Fax 0551/50688-24; Bestell-Nr.: 9700066).
Damit ist das Anwendungsspektrum keineswegs umfassend beschrieben, aber die Breite der hier vorgestellten Praxis wird Lesern und Therapeuten den Einstieg und die Vorbereitung eigener mentaler Übungen erleichtern.

Stuttgart, im November 1995 — Fred Christmann

Inhalt

1 Mentales Training als psychotherapeutische Methode?

Viele Menschen schränken ihre potentiellen Fähigkeiten durch Ängste vor möglichem Mißerfolg selbst ein. Erwartungsangst ist häufig die Ursache persönlichen Versagens. Mentales Training bzw. Mental-Training kann helfen, diese inneren, selbsterrichteten Hürden zu überwinden; es kann dazu beitragen, die oberste Grenze persönlicher Leistungsfähigkeit zu erreichen.
Da es zur Leistungsoptimierung beiträgt, ist es nicht erstaunlich, daß es zunächst vorrangig im Spitzensport angewandt wurde.
Ulich (1964) führte den Begriff Mentales Training erstmals in der Sportpsychologie mit Bezug zum aktiven Training im Sport ein. Mentales Training bezeichnet dort ein "planmäßig wiederholtes bewußtes Sich-Vorstellen des zu erlernenden Bewegungsablaufes" (Ulich 1973, S. 7). Seither wurden viele sportpsychologische Untersuchungen zum Mentalen Training, besser gesagt zum Mentalen Bewegungstraining, durchgeführt und belegen seine Effektivität für das Lernen komplexer Bewegungsabläufe.
In der Klinischen Psychologie und Psychotherapie geht es zwar kaum um Körper-Bewegungen, aber doch um das Lernen komplexer Reaktionen und Lernoptimierung. Außerdem ist Mentales Training heute längst nicht mehr auf mentales Bewegungstraining beschränkt, es kommt im Sinne eines psychoregulativen Trainings (Hagedorn 1982) in unterschiedlichen Tätigkeitsfeldern zur Anwendung, im Managementtraining, in Anlernsituationen der Industrie und eben in der Psychotherapie.
Das Lernen in der Psychotherapie kann nicht immer in der Realität erfolgen bzw. durch Simulation realer Situationen im Rollenspiel. Meist ist Psychotherapie auf verbale Intervention beschränkt, v.a. auf Reflexion und Erklärung von Zusammenhängen und Anregung neuer Verhaltensweisen.

Mentales Training in der Psychotherapie ist ebenfalls eine verbale Intervention, die je nach inhaltlicher Ausgestaltung entweder eher der Verhaltenstherapie oder eher der Hypnotherapie zuzuordnen ist. Ist eine mentale Übung eher systematisch, handlungsbezogen und an Lerngesetzen orientiert aufgebaut, wird sie wohl eher der Verhaltenstherapie zuzurechnen sein. Erzählt die mentale Übung eher eine Geschichte mit Bezug zu allgemeinen Glaubenssätzen und Ressourcen, wird man sie eher als Hypnose einstufen können. Die Breite der Ausgestaltung ist der Vorteil dieser Methode, die mit Mentalem Training/Mental-Training eher unpräzis und unzureichend benannt ist. Dieser Begriff bietet jedoch für die Patienten und Klienten Vorteile: Er erscheint den Klienten verständlich, denn wahrscheinlich hat jeder schon davon gehört; andererseits sind noch keine klaren Vorstellungen dazu vorhanden, so daß daraus keine einengenden Erwartungen für das therapeutische Vorgehen und die therapeutischen Wirkungen resultieren. Der Therapeut kann dieses scheinbare Verständnis nutzen und mit Erwartungen verbinden, die das therapeutische Vorgehen fördern.
Mentales Training bedeutet in der Beratung und Psychotherapie, daß etwas gelernt werden kann, daß es aber auch geübt werden muß; und es betont, daß innere Vorgänge, die Vorstellungen des Klienten/Patienten, eine ganz wesentliche Rolle spielen.
So geeignet der Begriff Mentales Training für Patienten ist, so schwer tun sich manche Therapeuten damit. Sie assoziieren damit nur oberflächliche Äußerungen, wie sie aus dem Munde manchen Sportidols bei Presseinterviews nach wichtigen Sportereignissen zu hören sind, oder unseriöse Heilsversprechen, wie z.B. das Angebot "Schlank in die Zukunft durch 2-Tages-Intensivtraining" einer Frauenillustrierten.
Für Psychotherapeuten sollte das Mentale Training zu den Standardmethoden gehören. Im einfachsten Fall stellt es eine effektive Methode zur inneren Stabilisierung von in der Therapie neu gewonnener Erfahrung des Patienten dar. In Beratung und Therapie werden Klienten und Patienten häufig mit einer Fülle neuer Informationen konfrontiert; vieles davon wird schnell wieder vergessen und macht die psychologische Arbeit ineffektiv. Allein aus didaktischen Gründen sind Wiederholungen und Transferhilfen notwendig. Aus psychodynamischen Gründen sind oft andere Zugangsweisen zum Problem als die rationale Auseinandersetzung notwendig. Mentales Training in der Psychotherapie kann den didaktischen wie den psychodynamischen

Erfordernissen gleichermaßen gerecht werden.
Besonders für Therapeuten mit wenig Berufserfahrung mindert es außerdem die Unsicherheit, weil es detailliert vorbereitet werden kann. In diesem Fall ist der Vorbereitungsaufwand zwar groß, was jedoch aufgewogen wird durch die Minimierung spontaner Fehler und durch ein Gefühl der Kompetenz innerhalb der Therapiesitzung. Therapeutisches Selbstvertrauen gehört mit zu den unspezifischen Wirkmechanismen erfahrener Therapeuten und fördert die Akzeptanz der therapeutischen Interventionen auf seiten des Patienten.
Um die therapeutische Effektivität bei der Anwendung des Mentalen Trainings in der Psychotherapie zu erhöhen und den Vorbereitungsaufwand für Therapeuten in der Einübungsphase zu verringern, werden hier die Grundlagen und die psychotherapeutischen Erfahrungen mit Mentalem Training bei verschiedenen Problemen dargestellt. Ziel dieser Ausarbeitung ist es, daß anderen Therapeuten bei der Anwendung des Mentalen Trainings nicht die Fehler unterlaufen, die ich in Seminaren zu diesem Thema und bei Fallsupervisionen beobachten konnte, und daß Klienten und Patienten mehr Nutzen aus dieser Methode und allgemein aus Beratung und Psychotherapie ziehen. Es werden sowohl empirische Untersuchungen wie die Anwendung im Einzelfall ausführlich dargestellt.
Mit einiger Erfahrung läßt sich diese Methode mit geringem Aufwand und vielseitig einsetzen. Kurz bevor ich mit dieser Ausarbeitung begann, hatte ich mit Mentalem Training ein persönliches Erfolgserlebnis:
Im Sommerurlaub wollte ich meinem 9jährigen Sohn den Kopfsprung ins Wasser wieder richtig beibringen. Er hatte als Siebenjähriger einmal einen "Köpper" vom 3-m-Brett gemacht, der zum "Bauchplatscher" mißlungen war; danach hatte er sich lange geweigert, mit Kopfsprung ins Wasser zu springen. Weil er gegenüber seinen Klassenkameraden nicht zurückstehen wollte, überwand er seine Unsicherheit: Er sprang zwar mit Händen und Kopf voraus, zog aber nach dem Absprung schnell die Beine an und schützte damit instinktiv seinen Bauch. Zunächst dachte ich, es sei nur notwendig, ihm die richtige Technik zu vermitteln. Dabei wußte ich, daß es viel schwerer würde, diese falsche Angewohnheit zu verlernen als zwei Jahre zuvor ein damals neues Verhalten auszuprobieren. Bald stellte sich heraus, daß das Haupthindernis nicht die falsche Technik war, sondern die Erwartungsangst und die fehlende Erfolgserwartung. Dabei war der Junge der festen Überzeugung, überhaupt keine Angst vor dem Kopfsprung zu haben. Erst als ich das Angst-

problem erkannt hatte, bot ich ihm kurze mentale Übungen an, in denen er sich einem Pfeil vergleichbar sah, der, explosionsartig abgeschossen, im Bogen fliegt und gestreckt ins Wasser eintaucht. Nach wenigen Vorstellungen solcher Art war die Erwartungsangst, die er bewußt nicht empfand, der Erfolgssuggestion gewichen, und er konnte wieder ohne "Schutzvorkehrung" springen. Wie stolz er darauf war und wie gern er dann immer wieder "Köpper" ins Wasser gemacht hat, läßt sich leicht nachvollziehen. Schwerer dürfte es sein, sich vorzustellen, daß ich nahe daran war aufzugeben, weil anfangs auch die Unterteilung der Aufgabe in kleinste Schritte keine Verbesserung gebracht hatte, bis ich eben erkannte, daß eine andere Hilfestellung notwendig und mit Mentalem Training möglich war.

Mentales Training ist verwandt, aber nicht gleichzusetzen mit positivem Denken. Es zielt darauf ab, "die positiven Aspekte der geistigen Leistung, die körperlichen Fähigkeiten und die Kunst der richtigen Vorbereitung in den Brennpunkt der Aufmerksamkeit zu stellen" (Porter & Foster 1987, S.12). Viele Menschen fokussieren stattdessen ihre Schwächen und Fehler. Auch in Beratung und Psychotherapie beschäftigt man sich oft zu intensiv mit dem, was schwerfällt und mißglückt. Voraussetzung für positive Ergebnisse in Therapie, Beruf und Sport ist aber Motivation. Mentale Übungen in der Psychotherapie fördern die Motivation, wenn sie den Blick auf positive Möglichkeiten richten. Jeder Mensch hat die Chance, sich für seine Möglichkeiten und für sein Glück zu entscheiden. Jeder muß die Verantwortung dafür übernehmen, wie er sich entscheidet, also ob er sich als kompetent oder als unfähig und unwichtig einstuft.

Der bloße Vorsatz reicht im allgemeinen aber nicht aus. Schon nach kurzer Zeit erinnern sich die meisten Menschen nicht einmal daran, daß sie einen guten Vorsatz hatten. Gute Vorsätze bestehen häufig darin, etwas Unerwünschtes zu unterdrücken, z.B. nicht mehr zu rauchen, nicht mehr so viel zu grübeln usw. Dabei ist man sich gar nicht bewußt, daß gerade das Unterdrücken eines Gedanken oder einer Absicht das Problem verschärfen kann. Stellt sich nämlich der Gedanke trotzdem wieder ein, reagiert man erregt, was diesen trotz kurzer Unterbrechung eher verstärkt, so daß sich ein Zyklus mit immer wiederkehrenden, oft immer drängenderen Gedanken einstellt. Mentale Kontrolle gelingt nicht durch Unterdrückung, sondern durch begrenztes Zulassen des Unerwünschten, durch Reflektieren und Aushalten der gemiedenen Vorstellungen.

Die Aufgabe der Psychotherapie ist es, Patienten zu helfen, ihr Selbstkonzept so zu verändern, daß ihnen eine Wahl zwischen negativem und positivem Denken und Handeln wirklich möglich ist und daß sie die Verantwortung dafür übernehmen können. Mentales Training in der Psychotherapie kann einen Beitrag dazu leisten.
Im Rahmen einer Supervision hatte mir eine Kollegin eine 17jährige Patientin mit Bulimie vorgestellt. Die Patientin hatte zwar in der Behandlung deutliche Fortschritte gemacht und den Zusammenhang zwischen emotionalen Bedürfnissen und "Freßanfällen" erkannt, die Verhaltensänderung blieb jedoch unzureichend. Selbst in Rollenspielen nur im Beisein der Therapeutin tat sich die Patientin sehr schwer, die ihr wichtigen Forderungen an den Vater und Freund zu adressieren. Wir waren uns in der Supervision einig, daß die Patientin versuchte, den Schmerz zu vermeiden, den sie empfand, wenn sie sich zu den ihr nahestehenden Menschen "böse" verhielt und die Harmonieerwartungen verletzte. Die Erfahrung, daß die Patientin als unabhängige Person besser zurechtkommen würde, konnte aber nur über Verhaltensänderungen in der Realität erworben werden. Darauf sollte die Patientin in therapeutischen Rollenspielen vorbereitet werden. Diese waren jedoch erst möglich, nachdem ihr in mentalen Übungen die Gewißheit vermittelt worden war, daß sie den Schmerz, andere zu enttäuschen und weniger geliebt zu werden, aushalten und neue Möglichkeiten der Kommunikation und Interaktion entwickeln konnte. Das Mentale Training förderte ihre Risikobereitschaft und machte neues Lernen und die notwendige Verhaltensänderung möglich.

2 Empirische Befunde zum Mentalen Training

Vorwiegend hat sich die Sportpsychologie um die empirische Überprüfung des Mentalen Trainings bemüht. Wegen fehlender Untersuchungen aus dem Beratungs- und Psychotherapie-Bereich müssen diese Ergebnisse zur Erklärung der Wirkungsweise des Mentalen Trainings teilweise auch für die Psychotherapie herangezogen werden.

2.1 Untersuchungen in der Sportpsychologie

Unter Mentalem Training, auch ideomotorischem Training, wird im Sport das Erlernen und Verbessern von Bewegungsabläufen durch intensives Vorstellen ohne gleichzeitiges tatsächliches Üben verstanden. Das zu lernende Verhalten wird im weitesten Sinne gedanklich durchgeführt. Was mental geschieht, ist von Mensch zu Mensch verschieden; vorrangig geht es um optische, akustische und kinästhetische Vergegenwärtigung des Bewegungsablaufs im Ganzen oder in bestimmten Teilen.

Folgende Aussagen können aufgrund vieler Untersuchungen als gesichert gelten (Ulich 1964, 1973):

- ☐ Im sensumotorischen Bereich ist Leistungssteigerung nicht nur durch aktives Training möglich, sondern auch durch observatives und mentales Trainieren.
- ☐ Mentales Training ist dem observativen fast immer überlegen.

- ☐ Meist führt Mentales Training zu gleich guten Resultaten wie aktives Training.
- ☐ Eine Kombination aus aktivem und mentalem Training erweist sich im allgemeinen als effektivstes Vorgehen.
- ☐ Die systematische Bewegungsvorstellung wird von objektiv meßbaren physiologischen Reaktionen begleitet.

Die Vorstellung einer Bewegung bleibt also nicht auf das "Nur"-Mentale beschränkt, sondern führt über die (minimale) Innervation entsprechender Muskeln zu einer propriozeptiven Rückmeldung, die jener bei der aktiven Bewegung entspricht.

Aus den vorliegenden Ergebnissen ergibt sich, daß eine optimale Planung von Lern- und Übungsprozessen im Sport die Vorteile der drei Trainingsmethoden verbinden sollte. Das Mentale Training kann das aktive Training nicht ersetzen, denn nur dieses ermöglicht die Handlungserfahrung, das Mentale Training erlaubt jedoch häufigeres Wiederholen schwieriger Handlungselemente ohne Gefahr.
Der trainierende Effekt der Bewegungsvorstellung ist um so größer, je klarer das innere Bild des Sportlers von der auszuführenden Bewegung und der Gesamtübung ist. Außerdem konnten negative Effekte durch unklare und mit Fehlern behaftete Vorstellungsübungen nachgewiesen werden (Ulich 1973).

Bei Bewegungsvorstellungen handelt es sich nicht um "tote" Bilder, sondern um ein aktives Geschehen.
Experimentelle Ergebnisse von Puni und Mitarbeiten (1961 - nach Günther 1980) bei 16 - 17jährigen Anfängerturnern zeigen, daß die terminologische Bezeichnung einer Turn-Übung überwiegend keine Vorstellung von dieser Bewegung auslöst und keine elektrische Muskelaktivität erzeugt. Erst das Beobachten einer vorgeturnten Übung hat Bewegungsvorstellungen zur Folge, die räumliche, zeitliche und Kraftcharakteristiken aufweisen. Genaue verbale Beschreibungen spiegelten sich in detaillierteren Bewegungsvorstellungen und vermehrten physiologischen Begleitreaktionen. Aber erst die Bewegungsvorstellung nach praktischer Ausführung löste bei allen Versuchspersonen eine deutliche und spezifische elektromyographische Muskelaktivität aus.

Nach Däumling (1973) dominiert bei Sportlern vor dem Wettkampf eine ganzheitliche Situationsantizipation, im Gegensatz zu einer eher detaillierten Bewegungsantizipation während des Trainings. Dabei sind die gezielten Vorstellungen nicht an motorische Inaktivität gebunden. Die Bewegungsvorstellungen werden von den meisten ausübenden Sportlern als "dynamisch-visuelles Erlebnis" ("Film") charakterisiert, wobei etwa ein Drittel eine deutliche Bewegungsempfindung wahrnimmt. Die Bewegungsvorstellung ist um so wirkungsvoller, je stärker und unmittelbarer dabei ein kinästhetisches Erlebnis vermittelt wird.
Untersuchungen russischer Wissenschaftler (Smieskol 1973) zeigten, daß der trainierende Effekt von Bewegungsvorstellungen wesentlich verbessert wird, wenn schon Teile des Verhaltensablaufes beherrscht werden, was sich in verkürzter Lernzeit und größerer Löschungsresistenz ausdrückt.
Mental trainierte Fertigkeiten erleiden bei einem trainingsfreien Intervall von mehreren Monaten weniger Leistungsverlust, als dies bei durch aktives Training Gelerntem festzustellen ist.
Zwischen der Dauer einer Übung mit Mentalem Training und der realen Ausführungszeit ergab sich ein signifikanter Zusammenhang. Wurden Versuchspersonen aufgefordert, gedanklich eine Turnkombination zu wiederholen und sie in der Zeit um die Hälfte zu verkürzen bzw. zu verlängern, so verkürzte bzw. verlängerte sich die reale Ausführungszeit bei den meisten Versuchspersonen beträchtlich.

Die Bildung von Bewegungsvorstellungen entwickelt sich über drei Phasen:

- ☐ Phase der vorpraktischen Ausführung nach der Demonstration oder Beschreibung einer Übung
- ☐ Phase der Bewegungsausführung auf Vorstellungsebene
- ☐ Phase des durch wiederholte Übung auf wichtige Details reduzierten Übungsbildes.

Mit Feedbackprozessen wird versucht, die Wirkung des Mentalen Trainings zu erklären: Puni (1969 - nach Günther 1980) sieht die Bewegungsvorstellung als ideales Bild einer realen Handlung, das als Programm dieser realen Handlung fungieren kann. Das Bild übernimmt im kybernetischen Regelkreis der Kontrolle und Korrektur von Handlungsausführungen eine verbindende regulierende Funktion. Volpert (1971) spricht von einer intrinsischen, optimal feedbackkontrollierten Bewegungsrealisation auf mentaler Ebene.

Die Bewegungsvorstellung bleibt nicht auf die mentale Ebene beschränkt, sondern es zeigen sich umfangreiche physiologische Begleiterscheinungen, ideomotorische Reaktionen. Der Carpenter-Effekt beschreibt, daß die Vorstellung einer Bewegung die Tendenz zu ihrer Realisation auslöst. Das heißt, daß mit intensiver Bewegungsvorstellung eine zentrale Erregung des motorischen Rindenfeldes des Gehirns und Mikrokontraktionen der Muskeln einhergehen; es erfolgt eine Intensivierung des Gasstoffwechsels, eine Beschleunigung von Atmung und Herzfrequenz, eine Blutdruckerhöhung und eine stärkere Erregbarkeit der peripheren Nerven. Die innere "Mitbewegung" führt im ZNS zur Ausbildung von "Spuren", die die Bahnung koordinierter Verhaltensmuster beschleunigen.
Untersuchungen über die Funktionsweise des Gehirns konnten die Hypothese von der Einheit der Realisierung motorischen Verhaltens und seiner Imagination bestätigen (Smieskol 1973).

Die Überlegenheit des alternierend aktiven und mentalen Trainings wird damit erklärt, "daß das im mentalen Training gebildete Bewegungsmuster durch die Phasen aktiven Trainings eine den realen Verhältnissen entsprechende Korrektur erfährt" (Ulich 1967, S. 49).
Viele Autoren verweisen neben dem trainierenden Effekt auch auf die motivierende Funktion der Bewegungsvorstellung, z.B. konnten Tempobeschleunigungen im Tapping-Test nach vorangegangener Vorstellung nachgewiesen werden. Bei Untersuchungen zur Effektivität verschiedener Unterrichtsformen zum Erlernen des Korbballwurfs nutzten die vermehrt mental unterrichteten Schüler die aktiven Phasen intensiver als die mehr aktiv Unterrichteten. "Die (mental unterrichteten) Schüler üben intensiver (um 11,4%) und lernen effektiver (um 20,6%)" (Engler & Tiegel 1973, S. 146).

Ward (1992) verband in einer Untersuchung mit Bodenturnern mentales Bewegungstraining mit Hypnose (Fixationsinduktion und Ich-Stärkung), wodurch sich die Leistung steigern ließ. Meines Erachtens zeigt diese Untersuchung, daß Mentales Training - in meiner Definition - mehr ist als mentales Bewegungstraining. In dieser Untersuchung stellte Ward außerdem fest, daß die Turner eigene Imaginationen anstelle von trainergeleiteten bevorzugten, was als Hinweis auf die Nutzung offener Imaginationen, also individueller innerer Bilder, in der Psychotherapie gedeutet werden kann.

2.2 Mentales Training in der Rehabilitation

In der Rehabilitation bei Sportverletzungen und bei der Überbrückung von krankheitsbedingter Trainingsunterbrechung ließen sich mit Mentalem Training Erfolge erzielen.
Wieder sind es russische Arbeiten (Gissen 1970 und Zamarenov 1972 - nach Günther 1980), die von Erfahrungen mit verletzten Sportlern berichten. Durch Mentales Training konnte nicht nur das bis zur Verletzung erreichte technische Niveau erhalten werden, sondern durch die Vorstellungsübungen ließen sich frühere Fehler in der Technik korrigieren.
Wichtig ist, daß die Vorstellung von der zu übenden Reaktion präzise ist, weil ansonsten sogar Fehler gelernt werden.
Zamarenov konnte nachweisen, daß längere Trainingspausen zu einer Disharmonie cerebraler steuernder Prozesse und zu Disharmonie und Desintegration peripherer Motorik führen. Ein systematisches ideomotorisches Training kann prophylaktisch diesem Desintegrationsprozeß entgegenwirken.

Die durch zahlreiche Befunde gestützte Erkenntnis von physiologischen Begleiterscheinungen zu mentalen Bildern ließ Günther (1980) das Mentale Training auf die Behandlung neurologischer Patienten übertragen.
Neben elektrophysiologischen Befunden auf peripherer Ebene zeigen EEG-Untersuchungen eindeutige Veränderungen von Funktionszuständen kortikaler Areale durch Bewegungsvorstellungen. Dadurch kann eine Erhöhung der regionalen Durchblutung spezifisch für die geschädigten Hirnareale erzielt werden, womit eine bessere Sauerstoffversorgung sowie eine bessere Stoffwechselsituation der Hirnzelle einhergeht - alles förderliche Faktoren für die Regeneration geschädigter Hirnareale. Dies ist besonders wichtig für zentralmotorisch Behinderte, die aktiv noch nicht und passiv nicht ausreichend trainiert werden können. Das Mentale Training kann zunächst die Grundlage schaffen für schnelles Erreichen der "aktiven Restbeweglichkeit".

In seiner Untersuchung konnte Günther nachweisen, daß Leistungsverbesserungen beim Erlernen von Bewegungsabläufen durch kombinierte aktiv-mentale Trainingsverfahren in der Rehabilitation bei zentralmotorisch Behinderten möglich sind.
Die Kombination aus aktivem (Krankengymnastik) und mentalem Bewegungstraining ermöglichte bei diesen Patienten ein besseres Resultat der Rehabilitation als rein aktives Bewegungstraining. Besonders die hohe Anzahl von sehr großen Leistungszuwächsen spricht für die kombinierte Behandlung. Das Kombinationsprogramm war für alle Patienten, unabhängig von Alter, Geschlecht, Intelligenz und Seite der Behinderung gleichermaßen geeignet.
"Die erreichten Leistungszuwächse sind valide im Sinn der klinisch feststellbaren und beurteilbaren Besserung und Rehabilitation des Patienten" (Günther 1980, S. 167).

Große Evidenz für die Anwendung von Mentalem Training und Hypnose bei neurologischen Störungen ergibt sich nach Celinski (1992) aus der Durchsicht der Hypnose-Literatur der letzten 20 Jahre, wenngleich die methodischen Mängel diesbezüglicher Untersuchungen nicht zu übersehen sind. Dabei werden nicht nur emotionale Effekte (siehe hierzu auch Kossak 1989), wie größere Motiviertheit, sondern auch symptomatische Verbesserungen berichtet. Am wirkungsvollsten scheint das Herstellen einer 'inneren Realität', in der sich die Person in einer Zeit noch ungestörter Funktion erlebt. Man erwartet, daß dadurch ungenutzte physiologische Potentiale angeregt und nutzbar gemacht werden.

Die Vielseitigkeit und die Integrationsfähigkeit sind es, die Mentales Training in der Rehabilitation wertvoll machen; viele Möglichkeiten sind hier noch gar nicht genutzt. In längerfristigen Rehabilitationsphasen hemmen psychische Probleme den Genesungsfortschritt, Mentales Training unterstützt sowohl das motorische Training wie die Kompetenzerwartungen und regelt die inneren Selbstgespräche, so daß hemmende Einflüsse in motivierende umgewandelt werden.
Bei neurologischen Erkrankungen spielen verhaltensmedizinische Interventionen zunehmend eine wesentliche therapeutische Rolle, wobei Mentales Training eine ergänzende und integrierende Funktion erfüllen kann.

Bei zentralmotorisch bedingten Bewegungsstörungen nach Schlaganfällen unterstützt Mentales Training die Krankengymnastik.
Gedächtnisstörungen gehören zu den häufigsten neuropsychologischen Defiziten nach Schlaganfällen und Schädel-Hirn-Verletzungen und stellen oft eine für die weitere Lebensqualität der Patienten entscheidende Behinderung dar. Gedächtnistrainings fördern den Umgang mit verbleibenden Gedächtnismöglichkeiten. Die Einbeziehung imaginativer Ansätze und des Mentalen Trainings erweitert diese Konzepte und erleichtert den Transfer in Situationen alltäglicher Gedächtnisanforderungen.
Bei chronischen Schmerzen sind die Effekte sowohl von Verhaltenstherapie als auch von Hypnose vielfältig und gut belegt. Mentales Training verbindet die Möglichkeiten beider Richtungen, sei es als ursächliche Intervention, z.B. zur Streßverarbeitung und Konfliktregulation bei Patienten mit Bruxismus, sei es zur Vorbeugung von Chronifizierung bei Bandscheibenpatienten oder sei es zur Krankheitsverarbeitung bei chronischen Beschwerden.
Bei allen Erkrankungen, die eine Lebensstiländerung nach sich ziehen, z.B. koronare Herzkrankheit, wird die Umsetzung der notwendigen Veränderungen, wie neues Eßverhalten, mehr Bewegung, regelmäßige Entspannung, andere Werthaltungen und Gefühlsregulierung, durch Mentales Training erleichtert.
Schreibkrampf ist eine schwierig zu behandelnde Erkrankung, die trotz der lokalen Begrenzung auf die Muskeln von Hand und Arm große Auswirkungen auf die weiteren Möglichkeiten der Berufstätigkeit hat. Häufig treten die Probleme nicht nur beim Schreiben mit der Hand auf. In den wenigen Untersuchungen zur Effektivität von Psychotherapie bei diesem Störungsbild zeigten sich nur sehr begrenzte Verbesserungen. Daß dabei Mentales Training nicht ins Therapie-Geschehen einbezogen wurde, ist gerade wegen der festgestellten geringen Behandlungswirkung erstaunlich (Reinders et al. 1994). Dabei sind die Möglichkeiten mentaler Übungsstrategien für motorische Abläufe empirisch belegt, und auch die Komplizierung der Ausführung durch Erwartungsängste läßt sich durch mentale Übungen gut bearbeiten.
Ein besonderes Problem stellt die chronische Erkrankung, z.B. Asthma, Diabetes mellitus usw., von Kindern dar. Die Verordnung medizinischer Maßnahmen reicht in der Regel nicht aus, sondern Fragen der Attribution, der inneren Bewertungen aller Beteiligten und der Compliance in verschiedenen Abschnitten der Lebensentwicklung spielen eine wesentliche Rolle. Neben

der Wissensvermittlung sollte viel Wert auf eine Umsetzung des Wissens in unterschiedlichen sozialen Situationen und psychischen Befindlichkeiten durch Mentales Training gelegt werden.
Bei der Behandlung nach Unfällen mit Schädel-Hirn-Trauma wird immer noch zu wenig die psychische Verarbeitung berücksichtigt zugunsten von Lernangeboten im motorischen und kognitiven Bereich. Das Lernen in diesen Bereichen läßt sich mit Mentalem Training unterstützen. Mentale Übungen bieten darüber hinaus aber auch den Vorteil der Unfallverarbeitung. So habe ich festgestellt, daß Kinder als Unfallopfer erst nach Sitzungen mit imaginativem Nacherleben des Unfalls und Trainieren von (hypothetischen) Kompetenzen als Ausgleich gegen die im Unfall erlebte Hilflosigkeit wieder zu gesundem, weil nicht durch Ängste gestörten Schlaf gefunden haben. Danach wurden schnell Lernfortschritte in Motorik, Sprache, Aufmerksamkeitsverhalten usw. erzielt.
Anregungen zu mentalen Übungen für den Rehabilitationsprozeß finden sich u.a. bei Stanton (1994).

2.3 Psychoregulation, Selbsthypnose und Mentales Training

Verwendet man Mentales Training nicht nur als Trainingsform für Bewegungsabläufe, sondern als Vorbereitung auf komplexe Situationen, rückt es in die Nähe psychotherapeutischer Methoden.

Bauer, Allmer und Knobloch (1973) untersuchten Streßsymptome bei Radrennfahrern und stellten den Zusammenhang zwischen Streß in Form psychophysischer Beschwerden und Wettkampf eindrucksvoll dar (vgl. Abb. 1).

Kemmler (1982) schlug die Verbindung von Mentalem Training mit Entspannungsverfahren als Handlungsstrategie für belastende Situationen vor. Positive Erfahrungen wurden damit in gefährlichen Extrembereichen des Autorennfahrens und Fliegens gemacht. Ein solches Mentales Training dient sowohl der Bewegungs- als auch der Befindlichkeitsregulation.

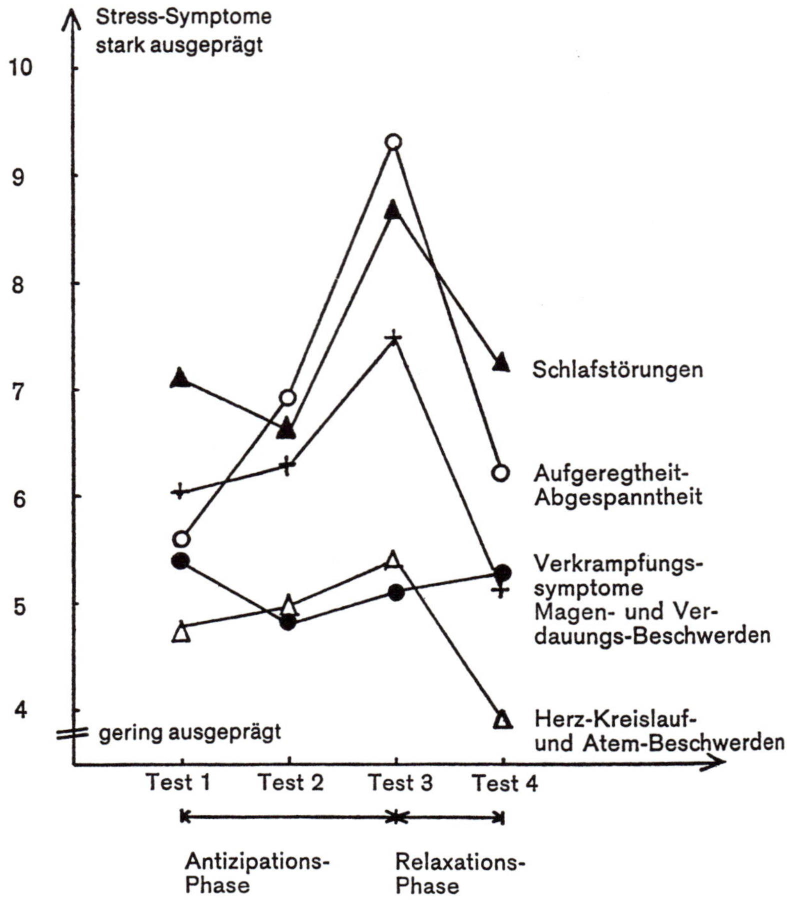

Abb. 1: Veränderung der Mittelwerte einzelner Streßsymptome in den Testsituationen 1 (2 Tage vor dem Wettkampf), 2 (1 Tag davor), 3 (am Wettkampftag) und 4 (einen Tag nach dem Wettkampf) nach Bauer, Allmer & Knobloch (1973).

Zunehmend benutzen Sportpsychologen Mentales Training nicht nur als mentales Bewegungstraining, sondern verstehen es als hypnotische Intervention, die je nach Schwierigkeiten der Athleten andere Inhalte bekommt (Lanari & Gramaccioni 1992) und mit therapeutischen Techniken, vorwiegend aus der Verhaltenstherapie, z.B. Desensibilisierung, Training Sozialer Kompetenz usw., verbunden wird.
Die Erregungs- und Spannungskontrolle ist eine grundlegende Voraussetzung für komplizierte Bewegungsabläufe wie für konzentrierte Aufmerksamkeit und Wachheit. Basisregulation als situationsangemessen optimale psychophy-

sische Funktionsfähigkeit ist ein wichtiger Teil der Handlungsvorbereitung für schwierige Situationen. So wie der Spitzensportler heute nicht nur mit seiner Naturbegabung beim Wettkampf antritt, sondern die körperliche Belastungsfähigkeit durch spezielles Training steigert, muß auch die psychische Belastungsfähigkeit speziell trainiert werden, will er seine absolute Leistungsspitze erreichen.

Porter und Foster (1987) befragten vor den Olympischen Spielen 1984 zahlreiche Spitzenathleten zu ihrer geistigen Vorbereitung auf die bevorstehenden Wettkämpfe. Es zeigte sich, daß viele Mentales Training intuitiv, aber unsystematisch, zur Basisregulation, Stabilisierung der Technik und Motivierung einsetzen.
Judi Brown-King, die Silbermedaillen-Gewinnerin im 400-m-Hürdenlauf bei den Olympischen Spielen 1984, beschreibt ihre mentale Arbeit vor und während des Rennens:

> "... Der frühe Morgen am Tag des Rennens ist dann der Zeitpunkt, wo ich in die mentale Vorbereitung richtig einsteige. Ich stelle mir jede einzelne Kleinigkeit vor, die geschehen könnte, um das Rennen zu verändern - es ist windig, es regnet, ich schlage an der Hürde an, ich fühle den >Berg< zwischen den Hürden fünf und sieben. Das ist mein Berg, der schwierigste Teil des Rennens, und ich kenne das Gefühl, so daß ich im Rennen darauf eingestellt bin. Ich habe mich geistig darauf vorbereitet, und ich weiß, wie ich darauf reagieren muß ... In den schwierigen Momenten meines Rennens schalte ich (geistig) die Schmerzkontrolle aus. Ich konzentriere mich auf die Mechanik der Bewegung. Ich denke, wie ich das Schwungbein nach unten schwingen lasse, anstatt >ich bin müde< ... Ich konzentriere mich darauf, entspannt zu bleiben, indem ich sage: >Bleib locker!<. Wenn ich an einer Hürde anschlage, sage ich nicht: >Schön, das ist der Moment, wo du verloren hast<. Vielmehr sage ich mir: >Prima, du bist immer noch in guter Form, auf gleicher Höhe mit den ersten drei Läuferinnen, also versuchen wir's und geh nach vorn als zweite oder erste, so daß es keine weiteren Pannen mehr gibt<. Dinge wie diese. Ich sage mir selbst andauernd anfeuernde Worte ... Wenn ich deprimiert werde, beunruhigt oder was immer, dann treffe ich die Entscheidung, einfach abzuschal-

ten. Ich erlaube es mir nicht, über einer Situation zu sehr zu brüten oder mich davon verärgern zu lassen ..." (Porter & Foster 1987, S. 18 und 19).

Die mentale Stärke entscheidet nicht nur im Sport über Sieg oder Niederlage. Auch aus anderen Bereichen kennen wir das Problem, daß das eigene Können nicht voll zur Geltung gebracht werden kann. Begriffe wie "Lampenfieber" und "Prüfungsangst" weisen auf die Notwendigkeit der Basisregulation in der Vorbereitungsphase bei wichtigen Ereignissen hin. Die psychische Belastung beim Olympiakämpfer, die als Streß, Angst, Hilflosigkeit usw. empfunden wird, unterscheidet sich nicht prinzipiell von der des Prüflings oder der des Patienten in der Konfrontationstherapie.

Selbsthypnose ist ein anderer Begriff für ein ähnliches Gechehen. Sie nutzt die Suggestibilität im Trance-Bewußtsein, zwischen Wach- und Schlafzustand, zur Annäherung an selbstgesteckte Ziele. Inhaltlich wird wie in Kapitel 4 beschrieben vorgegangen. Die Anleitung wird am besten auf Kassette aufgenommen, so daß die häufige Durchführung zur Gewohnheitsbildung erleichtert wird. Voraussetzung sind Grundhaltungen, wie sie in den Kapiteln 7.1 und 8 erläutert werden.

Posthypnotische Suggstionen, also suggestive Aufforderungen am Ende des Trainings, werden als spezifische Verhaltensweisen in Verbindung mit einer Vielzahl von Auslösern im Alltag imaginiert; wichtig sind lebendige innere Abläufe. Damit lassen sich Ängste, körperliche Beschwerden, Süchte, aber auch Selbstvertrauen, Gesundheit (auch Immunreaktionen), Leistungen usw. günstig beeinflussen (vgl. Kap. 6 und 7).

> Zusammengefaßt stellt das Mentale Training heute nicht nur eine Möglichkeit zum Training komplizierter Bewegungen durch gedankliches Vergegenwärtigen ihrer Durchführung dar, sondern es betrifft ebenso die psychosoziale Vorbereitung bedeutsamer Ereignisse und schwieriger Situationen. Es umfaßt die detaillierte Visualisation verschiedener relevanter Phasen der entscheidenden Situation, funktionale Reaktionen, den Entschluß, die Aufmerksamkeit auf die eigenen Stärken zu richten, und aufbauende Selbstgespräche.

3 Mentales Training in der Psychotherapie

Das Mentale Training muß zu den imaginativen Methoden in der Psychotherapie gezählt werden. Die Arbeit mit Vorstellungen bzw. inneren Bildern ist ein verbindendes Element der unterschiedlichen Schulrichtungen in der Psychotherapie. Zu diesen Methoden wird bei verschiedenen Schulen zwar auch das Mentale Training gerechnet, es wird aber selten als eigenständige Methode erwähnt. Meist kommt es im Rahmen eines umfangreichen Behandlungsprogramms zur Anwendung. Daher verwundert es kaum, daß zum Mentalen Training als psychotherapeutischem Vorgehen wenig empirische Untersuchungen existieren.

3.1 Empirische Untersuchung zum Mentalen Training bei sexuellen Funktionsstörungen

Die Paartherapie funktioneller Sexualstörungen kann heute als Standardmethode der Sexualtherapie bezeichnet werden (Masters & Johnson 1970). Mangelnde Kooperation zwischen den Partnern und fehlende Partner erfordern aber auch andere Wege. Viele meiner Patienten zeigten z.B. nur eine mäßige Bereitschaft zur Durchführung der Übungen als Hausaufgabe, was ja gerade die direkte Sexualtherapie ausmacht. Dies ist nicht überraschend, wenn man bedenkt, daß die Patienten in einem Bereich üben sollen, in dem sie keine Erfolgserwartungen haben und über gewisse Zeit fast nur unangenehme Empfindungen erleben. So sind Maßnahmen gefragt, die in Einzeltherapie durchführbar sind und es dem Patienten erleichtern, sich mit seiner

Sexualität, mit seinem Körper, mit seinen Phantasien und mit seinen Schwierigkeiten zu befassen.
In einer empirischen Untersuchung prüfte ich die Frage, ob Mentales Training als psychotherapeutische Methode bei sexuellen Funktionsstörungen indiziert ist, ob mit Einzeltherapie in etwa die gleichen Effekte erzielt werden können wie bei der Paartherapie und ob Mentales Training mit Paartherapie kombiniert werden kann (Christmann 1987; Hoyndorf, Reinhold & Christmann in Vorbereitung).

Das Vorgehen in der Einzeltherapie bestand

- in einer lerntheoretischen Erklärung der Störung
- im Einüben von daraus abgeleiteten Bewältigungsreaktionen
- in mehreren mentalen Übungen.

Im *ersten Schritt* wurde die Problematik für jeden Patienten individuell aufgrund seiner diagnostischen Daten im Sinne eines lerntheoretischen Modells erklärt. Der Patient sollte ein gewisses Verständnis für die Ursache, die aufrechterhaltenden Bedingungen und die einzuleitenden Gegenmaßnahmen entwickeln können. Eine solche Erklärung geht über die Instruktion zu Bewältigungsmaßnahmen hinaus. Es wurde versucht, dem Bedürfnis nach Verstehen der Problematik Rechnung zu tragen, das vielleicht vorrangig intellektuelle Bedeutung hat und nicht lösungsrelevant ist, dessen Befriedigung aber für die Zufriedenheit des Patienten und seine Motivation wichtig sein kann (Münzel & Tunner 1983).

Die aus der Diagnostik abgeleiteten Bewältigungsmaßnahmen wurden im *zweiten Schritt* erklärt und beispielhaft eingeübt. Hier konnten mehrere therapeutische Maßnahmen sukzessive notwendig werden. Dabei handelte es sich in der Regel um etablierte psychotherapeutische Techniken, zu denen empirische Untersuchungen über ihre Wirksamkeit vorliegen.
Die Kombination solcher Interventionstechniken hing von der individuellen Problematik ab. Die scheinbar unterschiedlichsten Verfahren, wie z.B. Kognitive Umstrukturierung, Fokussieren, Zeitprojektion, Paradoxe Intention, Reframing usw., können im Mentalen Training zur Anwendung kommen. Es ist sicher die Stärke dieses Verfahrens, daß hier viele therapeutische Maß-

nahmen und Abwandlungen bekannter Interventionstechniken genutzt werden können. Die genaue Abgrenzung der einzelnen Elemente innerhalb eines mentalen Sitzungsverlaufes ist dabei schwierig; je nach theoretischem und therapeutischem Standort eines Beurteilers können unterschiedliche Methoden innerhalb eines Mentalen Trainings benannt werden.

Mit dem *dritten Schritt* begannen die mentalen Übungen, also die Anwendung dieser Bewältigungsmethoden in der Vorstellung.

Für den ersten Therapieschritt wurde immer nur eine Sitzung aufgewandt. Der zweite Schritt beanspruchte am Anfang des Therapieprozesses zwei bis drei Sitzungen; mit dem Therapiefortgang konnten neue Verhaltensmöglichkeiten unmittelbar vor einer Anwendung in der mentalen Übung eingeführt werden. Dem dritten Schritt standen mindestens 60 Prozent der Gesamtsitzungen zur Verfügung.

Der Ablauf des Mentalen Trainings war in folgende *vier Abschnitte* gegliedert, deren Länge vom Inhalt und dem bereits erzielten Lernniveau abhängig war:

- Entspannungsinduktion
- Exposition
- Bewältigung
- Erfolgsinduktion.

Die *Entspannungsinduktion* verschaffte den Patienten einen Augenblick der Sammlung und leitete die Wendung der Aufmerksamkeit von außen nach innen ein. Die Entspannung sollte die Lebendigkeit der Vorstellungen steigern und den Patienten gegenüber den psychischen Anteilen des Problems öffnen. Es kamen begrenzt auf eine Zeitspanne von fünf bis zehn Minuten Elemente verschiedener Entspannungstrainings zum Einsatz.

Die *Exposition* in sensu war eine Konfrontation mit aversiven Reizbedingungen, um entsprechende Emotionen auszulösen. Lerntheoretisch ist zu erwarten, daß prolongiertes Erleben von aversiven Gefühlen nach vorübergehendem Anstieg der Aversion von spontanem Rückgang gefolgt wird, wodurch Löschung und Habituation wirksam werden. Das Bewältigungserlebnis motiviert die Patienten und hilft Vermeidungsverhalten abzulegen. Es wird kein vollständiger Abbau der aversiven Emotion angestrebt, sondern die Konfrontation wird so lange aufrechterhalten bis die Anzeichen von Erregung (Tränen, Stöhnen, schnelle Atmung, verkrampfte Haltung) abnehmen und der Patient entsprechend vorher vereinbarter Signale das Nachlassen der Spannung anzeigt. Dieser Vorgang dauert meist nur wenige Minuten, in Ausnahmefällen jedoch 20 bis 40 Minuten. Treten kathartische Erlebnisse auf, die sich auf frühere traumatische Erfahrungen beziehen, dann bestimmen deren Bearbeitung den Verlauf der weiteren Sitzung, wie dies bei einer Frau mit plötzlicher Erinnerung von Vergewaltigungserlebnissen in der Kindheit notwendig wurde.

Im Abschnitt *Bewältigung* wurden vorher besprochene oder geübte bzw. sich in der Übung situationsspezifisch anbietende, vom Therapeuten angeregte Maßnahmen zur Problemlösung in der Vorstellung durchgeführt.
Das Mentale Training wurde so weit wie möglich den besonderen Bedingungen des einzelnen Patienten angepaßt, dennoch sind einige Themen zu unterscheiden, die immer wieder in den Therapien zur Sprache kamen: Einstellungen gegenüber der Sexualität, Wissensdefizite, Masturbation, Körperselbstbild, Angst, Soziale Kompetenz, Phantasie, therapeutische Übungen mit dem Partner, Selbstbeobachtung.

Mit einer *Erfolgsinduktion* endete die mentale Übung, um Unsicherheiten und Ängste, die während der Übung entstanden sein konnten, so weit wie möglich abzubauen, weil ansonsten Sensibilisierungseffekte befürchtet werden mußten.
Die Erfolgsinduktion wurde mit Entspannungssuggestionen verbunden und so lange fortgesetzt, bis deutliche Zeichen von Wohlbefinden (gelöste Mimik, ruhiger Atem) bzw. das abgesprochene Entspannungssignal gegeben waren.

Gegen Ende der Therapie wurden die mentalen Übungen zur Förderung des Transfers verändert und dem Patienten mehr Selbständigkeit und Eigenverantwortung übertragen: Die Entspannungseinleitungen wurden gekürzt und nur die Expositionsvorstellung ausführlich induziert; der Patient mußte dann selbständig die Bewältigungsreaktion initiieren. Das vorgestellte Verhalten wurde vom Patienten laut verbalisiert, so daß der Therapeut dieses bestätigen und durch abschließende Erfolgsinduktionen verstärken konnte.

Zusammenfassung der Ergebnisse eines Methodenvergleichs bei Sexualstörungen: Das Mentale Training ist für die Behandlung sexueller Funktionsstörungen geeignet; es zeigte sich der Kontrollgruppe überlegen und der Paartherapie bis auf die Maße, die sich speziell auf die Qualität der Partnerschaft bezogen, ebenbürtig. Mentales Training ist einem Entspannungstraining bei der Behandlung sexueller Funktionsstörungen deutlich überlegen. Es ist besonders geeignet zur Angstreduktion und in der Durchführung weniger anstrengend als die Paartherapie.

Als Resultat dieser Untersuchung kann die Einzeltherapie mit Mentalem Training bei sexuellen Funktionsstörungen empfohlen werden, wenn sich die Partner nicht auf eine Paartherapie verständigen; das Mentale Training kann im Rahmen einer Kombinationsbehandlung auch die Nachteile der Paartherapie abmildern, ohne daß dadurch deren Vorteile verloren gehen. Darüber hinaus erlaubt das Mentale Training die Behandlung schwieriger Themen, wie sexuelle Phantasien und sexuelle Bereicherung, ohne den gefürchteten Effekt erhöhten Leistungsdrucks.

Mentales Training in der Sexualtherapie erschöpft sich nicht in positiven Suggestionen, die auch problemverschärfend wirken können (Apfelbaum 1988, Christmann 1991). Differenziert angewandt ermöglicht es ebenso die Klärung von Einstellungen und Empfindungen, inneres Probehandeln ohne Risiko und fördert die Bereitschaft bei Patienten, innere Sperren zu überwinden. Nicht zuletzt wird es auch der Tatsache gerecht, daß heute viele Menschen ohne (festen) Partner leben.

3.2 Falldemonstration: Komplexe neurotische Störung - Prüfungsangst, Depression, soziale Abhängigkeit

Bevor auf die "Regeln" zur Gestaltung des Mentalen Trainings in der Psychotherapie eingegangen wird, soll ein Vorgehen im Einzelfall und seine Wirkung illustriert werden. Die überwältigende Erfahrung in diesem Fall mit dem Mentalen Training hat mich zur systematischen Beschäftigung mit dieser Thematik veranlaßt.

Im folgenden Bericht werden die Entwicklung eines Patienten und seine psychotherapeutischen Erfahrungen dargestellt (die persönlichen Daten wurden verändert). Es geht bei der Auswertung dieses Falles nicht um die Auseinandersetzung mit anderen Richtungen der Psychotherapie, sondern um die Möglichkeiten "innerer Arbeit", um Interventionen im Überlappungsbereich von Verhaltenstherapie und Hypnose und um die Gradwanderung in der Therapie zwischen Einflußnahme des Therapeuten als Entwicklungsanstoß und Abhängigkeit des Patienten vom Therapeuten.

Dieser Fall wird ausführlich dargestellt, um sowohl ein Verständnis für das Mentale Training als auch für seine Integration in einen Behandlungsplan zu schaffen. Psychotherapie ist einerseits mehr als Mentales Training, andererseits ist Mentales Training so vielgestaltig, daß es auch mehrmals im Rahmen einer Behandlung zum selben Thema und auch bei unterschiedlichen Problemstellungen eingesetzt werden kann.

3.2.1 Problembeschreibung

Am 10. Juli 1979 kam ein 33jähriger Mann zum Erstgespräch, der drei Monate später (am 2. 0ktober) eine letzte Prüfungschance hatte, um ein Studium an der Pädagogischen Hochschule abzuschließen. Mehr als 7 Jahre lang war er wegen Prüfungsangst in psychotherapeutischer Behandlung gewesen. Das Lebensalter des Patienten deutet bereits darauf hin, daß er nach ersten Fehlversuchen ein zusätzliches Studienfach belegen mußte. Die Prüfung in diesem Fach mußte entsprechend der behördlichen Auflage das Studium beenden. Im schriftlichen Teil dieser Prüfung bekam er (wieder einmal) die

Note 6. Die Wiederholungsprüfung - seine allerletzte Prüfungschance - sollte nun im Oktober stattfinden.
Der Patient wirkte depressiv, sehr unsicher, überempfindlich gegen Kritik, neigte zu aggressiven Wutausbrüchen; sein Verhalten entsprach in mancher Hinsicht nicht einmal dem, was man von einem 20jährigen erwartete, andererseits wirkte er manchmal eher wie ein Mann von weit über 40 Jahren. Er lebte seit kurzem wieder zu Hause bei den Eltern.
Sollte dieser Mann erneut dem Risiko des Scheiterns ausgesetzt werden? War es nicht viel leichter, ihm von dem für ihn inzwischen völlig fragwürdigen Lehrberuf abzuraten?

Der Patient war auf Anraten eines psychoanalytischen Gutachters dazu veranlaßt worden, zur Verhaltenstherapie zu wechseln. Erst nach langem Zögern - 3 Monate waren seit dem letzten Prüfungsversagen bereits vergangen - tat er diesen Schritt. Von der Verhaltenstherapie hatte er eine schlechte Meinung, wonach diese nur das Symptom kuriere, nicht aber die Ursachen beheben könne. Dennoch, irgendwie wollte er es sich und der Welt zeigen und diese verflixte Prüfung, und sei es mit Hilfe der Verhaltenstherapie, bestehen. Diese Prüfung war inzwischen fast schon zum Selbstzweck geworden; eine echte Zukunftschance für sich selbst verband der Patient damit nicht mehr.

3.2.2 Therapieziele

Nach einer kurzen diagnostischen Phase formulierten wir zu den von ihm als vorrangig beurteilten Problemen vier Therapieziele:

Nervosität ⇒ Kontrolle durch körperliche Entspannung
Depressivität ⇒ Zufriedenheit im Zusammenhang mit der Alltagsplanung
Überreaktion bei Frustration ⇒ direktes Äußern und Umbewerten negativer Gefühle
Prüfungsangst ⇒ Abbau der Panik zu angemessener Erregung.

Diese Probleme schätzte er auf einer 15-Punkte-Skala (Christmann 1976)

hinsichtlich ihres momentanen Schweregrades ein (vgl. Abb. 2).
Nach seiner Einschätzung ging es ihm hinsichtlich dieser Probleme noch nie so schlecht wie zum Zeitpunkt der Einschätzung, ausgenommen die Prüfungsangst. Bezüglich der Prüfungsangst benannte er bereits zu diesem Zeitpunkt, nach vier diagnostischen Sitzungen, Fortschritte auf das angestrebte Ziel hin. In diesen ersten Sitzungen war es bereits gelungen, Erwartungen an die Verhaltenstherapie zu erfüllen und erste Hoffnungen auf Erfolg zu nähren.

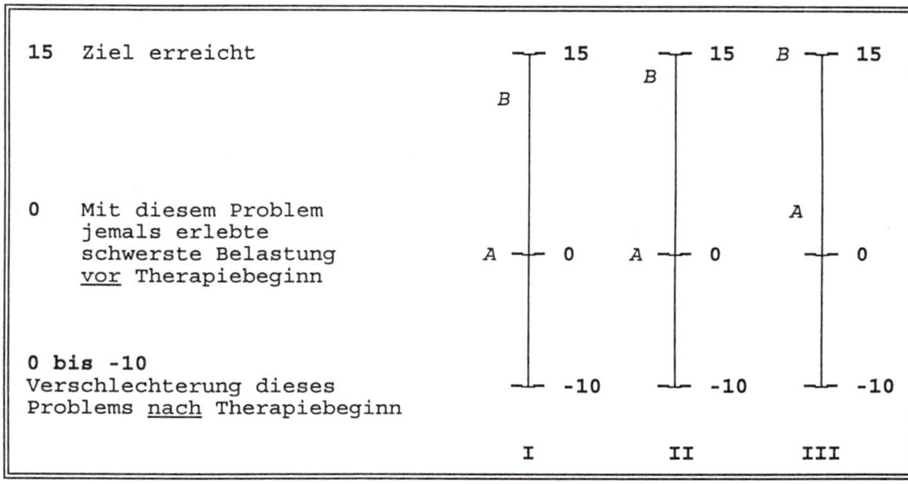

Abb. 2: Einschätzung des Schweregrads von Nervosität (I), Depressivität (II) und Prüfungsangst (III) in der 4. Therapiesitzung (A, 24.7.) und bei Therapie-Ende (B, 6.11.)

3.2.3 Therapieplanung

Mit einem ausgefeilten Therapieplan sollte im Patienten die Erwartung auf wesentliche Veränderung durch die Therapie unterstützt und Hoffnung auf Erfolg induziert werden. Da er Pädagogik studierte, kam ihm eine Planung, die konkrete, aufeinander aufbauende Schritte vorsah, entgegen. Dabei unterschieden wir zwischen Beratung, unspezifischen und spezifischen Therapiemaßnahmen und Hausaufgaben. In der Beratung sollten bestimmte Übungen oder theoretische Konzepte erklärt werden. Die unspezifischen Therapiemaßnahmen sollten das problemorientierte Therapiegeschehen flankieren, während die Hausaufgaben die Sicherheit und Routine ermöglichen sollten (vgl. Abb. 3).

Sitzung	**Beratung**	**Unspezifische Therapie**	**Therapie**	**Hausaufgaben**
1 - 5	Entspannung ist unvereinbar mit Angst; Entspannung kann trainiert werden	Progressive Muskelentspannung; Transzendentale Meditation		Entspannungsübung zweimal täglich
2 - 4	Lerngesetze zum Erwerb von Verhalten; positive Befindlichkeit bei positiven Konsequenzen		Arbeitsgrobplanung bis zur schriftlichen Prüfung; inhaltliche, zeitliche und Konsequenzenfeinplanung für den 1. Abschnitt	Protokollierung des Arbeits- und Selbstverstärkungsverhaltens
4 - 10	Zusammenhang zwischen Erregung, Empfindung und Leistung; ABCDE-Modell der RET	Kognitives Umstrukturieren von Ärger	Hierarchie der Prüfungsangstreize; Desensibilisierung	Kog. Umstrukturieren negativer Empfindungen beim Lernen; Verbinden von Entspannung und bereits bearbeiteten Prüfungsangstreizen
11 - 16	Auswirkung der Kommunikation auf soziale Kontakte	Feedback zum Kommunikationsstil; Belohnungs- und Bestrafungsspiel	Rollenspiele mit Video-Feedback und Verstärkung zum Aufbau sozialer Kompetenz gegenüber Prüfern; Einüben positiver Selbstgespräche	Imagination der Bewältigung sozialer Situationen

Abb. 3: Interventionsplan "Prüfungsangst"

3.2.4 Durchführung der Therapie

Der Patient war zum damaligen Zeitpunkt sehr wenig leistungsfähig. Viele Vorhaben konnte er wegen (körperlicher) Krankheit nicht ausführen. Die Wiederanmeldung zur Prüfung hatte er mehrmals verschieben müssen; das bloße Ausfüllen der Formulare hatte ihn so angestrengt, daß er danach einige Tage das Bett hüten mußte. (Der Patient befand sich in regelmäßiger hausärztlicher Betreuung).
Er hatte ein großes Redebedürfnis und konnte nur begrenzt konkret über therapierelevante Themen im engeren Sinne, z.B. Angststimuli, sprechen. Statt dessen "dozierte" er gern über Sinn und Unsinn von Prüfungen, die Ignoranz und Ungerechtigkeit der Bürokratie, die ungeheure Macht der Eltern als Erzieher, seinen Wunsch nach eigener therapeutischer Ausbildung, Vergleiche zwischen Tiefen- und "Ratten"- Psychologie usw.

Es tat ihm gut, über solche Themen mit indirektem Bezug zu seiner Problematik zu sprechen. Dabei konnte er eine Rechtfertigung für sein Versagen ablegen und durch das Verständnis des Therapeuten Bestätigung für seine Person erhalten. Um diesem Bedürfnis Rechnung zu tragen, ohne den Raum für spezifische Übungen zu nehmen, wurden die Sitzungen auf 90 Minuten angesetzt. Am Thema "Verhaltensstörungen in der Schulklasse", das er zu einem Spezialgebiet für die mündliche Prüfung ausgewählt hatte, läßt sich leicht nachvollziehen, daß dem Patienten hier durch die Auseinandersetzung mit der Verhaltenstherapie Hilfestellung im Sinne kognitiver Dissonanzreduktion gegeben und sein Vertrauen gestärkt werden konnte. Gleichzeitig wurde er zur Prüfungsvorbereitung neu motiviert, weil inhaltliche Fragen wieder Bedeutung erlangten. Die dabei geprächsweise entwickelten Verhaltens- und Lösungsmöglichkeiten für Probleme zwischen Lehrern und Schülern förderten eine positive Sichtweise des Lehrberufs, was ihm zunehmend eine Zukunftsperspektive ermöglichte und den Prüfungsabschluß mit Sinn erfüllte.
Das Vorhaben einer Systematischen Desensibilisierung (Florin 1978) der traumatischen Stimuli scheiterte, weil der Patient bereits auf die Vorstellung eines weit zurückliegenden Prüfungsangsterlebnisses der Schulzeit mit heftiger und langandauernder Angst reagierte. Die Angst-Hierarchie der Systematischen Desensibilisierung konnte nicht bearbeitet werden. Der

vorgegebene Angstreiz wurde aus pragmatischen Gründen des nahenden Endes der Therapiesitzung zu einer längeren Geschichte ausgebaut. Die Konfrontation des Patienten in der Vorstellung sollte die physiologische Erschöpfung nach längerem Angsterleben für die Löschung der Angstreaktion ausnützen. Am Ende der vom Therapeuten erzählten Geschichte hatte der Patient zwar massive Ablehnung in einer früheren Prüfungssituation erfahren, letztlich aber die Situation unbeschadet überstanden. Dieses Ende konnte der Patient emotional annehmen; es signalisierte zwar einen Erfolg, aber dieser erschien "realistisch". Aufgrund der Vielzahl der angstauslösenden Reize (bei der letzten Prüfung war er schon bei Betreten des Prüfungsgebäudes völlig desorientiert, fand den Raum nicht, fand seinen Platz nicht, las die Arbeitsanweisung nicht durch, orientierte sich nicht an dem im Prüfungsanhang dargestellten Fall, fühlte sich "schwach", "in Bodenlosigkeit fallen", "Weltuntergang", empfand alle Leute als "weit weg", "gefährlich", "wie Gespenster" und hatte Angst, "verrückt zu werden") und der begrenzten Zeit wurde ein Mentales Training der Prüfungssituation entworfen, das minutiös das Verhalten des Patienten am Prüfungstag vom Erwachen früh morgens bis zum Nachhauseweg nach der Prüfung vorgab. In der Vorstellung wurde der Ablauf des Prüfungstages simuliert: Alle bekannten Angstreize und die Reaktionen des Patienten wurden vom Therapeuten zur Imagination vorgegeben; des weiteren wurde er angeleitet, sich von angstauslösenden Stimuli abzulenken, sich auf aufgabenbezogene Inhalte zu konzentrieren und die in der Therapie neu erworbenen Verhaltensstile zu praktizieren. Innerhalb einer Sitzung über 60 Minuten wurde der Patient so zum chronologischen Durchleben des Prüfungstages angehalten. Die Redundanz der therapeutischen Anleitung legt den Ausdruck "Programmierung" nahe, was nicht mit Fremdsteuerung verwechselt werden darf:

Therapeut (nach kurzer Entspannungsinduktion):

> *Stellen Sie sich vor, wie Sie am Tag der Prüfung aufstehen; stellen Sie sich weiter vor, daß Ihre Gedanken gleich zur Prüfung gehen. Daß Sie sich dann selbst sagen: Ich darf aufgeregt sein, aber jetzt versuche ich erst einmal im Hier und Jetzt zu bleiben; also konzentriere ich mich erst einmal aufs Frühstück. Stellen Sie sich vor, wie Sie so mit sich*

reden. Und wie Sie sich dann ganz auf das Frühstück konzentrieren ...

Und immer, wenn Gedanken an die Prüfung kommen, unterbrechen Sie diese sofort und verschieben sie auf später, jetzt erst einmal frühstücken ...

... Also immer wieder, wenn Unruhe auftaucht, diese akzeptieren, es ist ja der Prüfungstag, aber es ist noch nicht die Zeit dafür - jetzt frühstücken Sie ... Gelernt haben Sie genug ...

... Und dann stellen Sie sich vor, wie Sie zur PH gehen, Sie sind allein, Sie haben nur Material dabei, das Sie zur Prüfung brauchen. Und jetzt, da Sie allein sind, gehen Sie noch einmal alles durch, wie es ablaufen wird; gehen Sie Punkt für Punkt durch, wie Sie vorhaben, diese Prüfung zu absolvieren - so wie wir es im folgenden besprechen. Stellen Sie sich insbesondere vor, wie Sie sich vornehmen, immer wenn Aufregung entsteht, Aufregung, die nicht mehr prüfungsangemessen ist, wie Sie diese Aufregung kontrollieren, wieder in den Griff bekommen, indem Sie negative Gedanken stoppen, den Körper etwas entspannen, mit sich selbst reden, dabei die notwendige Erregung akzeptieren, sich selbst Mut machen und sich dann auf die unmittelbar folgende Aufgabe konzentrieren ...
Nach dieser Vorstellung bleiben Sie wieder ganz im Augenblick, d.h. Sie nutzen die verbleibenden Minuten auf dem Weg, um sich abzulenken: schauen Sie sich die Gegend an, wie weit ist die Natur, wie ist das Wetter ...

... Bevor Sie die Eingangstür öffnen, machen Sie sich Mut, sagen Sie sich, wie gut Sie vorbereitet sind, inhaltlich und verhaltensmäßig. Und konzentrieren Sie sich auf die nächste Aufgabe, nämlich das Überfliegen des Schwarzen Brettes. Stellen Sie sich vor der Glastür vor, wie Sie gleich ganz ruhig das Schwarze Brett von oben bis unten und von links nach rechts durchschauen und sich den Raum der Prüfung einprägen. Dann gehen Sie hinein und tun dies. Nehmen Sie sich Zeit ...

... Wenn Sie dort (beim Prüfungsraum) ankommen, warten wohl schon

einige davor. Andere werden noch dazu kommen. Sagen Sie kurz "Guten Morgen", "Hallo", aber stellen Sie sich etwas an den Rand. Distanzieren Sie sich von allen, die jetzt viel reden müssen, über die Schwere der Prüfung, versäumtes Lernen usw. Sprechen Sie innerlich mit sich selbst, sagen Sie, daß bis jetzt alles gut gegangen ist, daß Sie gut angekommen sind, daß Sie gut vorbereitet sind, daß Sie aufgeregt sind wie alle, daß diese Unsicherheit eben durch die Situation bedingt ist. Dann besinnen Sie sich darauf, wo Sie stehen, nutzen Sie die Gelegenheit, wieder etwas zu entspannen, d.h. Sie brechen alle Gedanken an die Prüfung ab...

... Und dann konzentrieren Sie sich auf die nächste Aufgabe, wenn Sie in das Prüfungszimmer kommen, erschrecken Sie nicht, bleiben Sie pragmatisch; das Zimmer ist weiß, sachlich, kühl, vielleicht ist Ihr Platz ganz an der Wand, das ist bedeutungslos. Stellen Sie sich vor, wo immer Sie sitzen, machen Sie Ihre Prüfung, wie Sie sie machen wollen. Ein weißes Zimmer, ein Platz an der Wand sind gut, wenn man Ablenkung vermeiden will. Dann stellen Sie sich vor, wie Sie in dieses Zimmer gehen, das Ihnen nicht gefällt und in das Sie nur gehen, um die Prüfung zu machen, und wie Sie dann in diesem Zimmer von Tisch zu Tisch gehen, um Ihren Platz zu suchen. Stellen Sie sich vor, daß Sie ganz ruhig diesen Platz suchen. Sie werden nicht der Letzte sein, der seinen Platz hat, aber Sie können der Letzte sein, es ist völlig bedeutungslos. Die Prüfung fängt nicht eher an, als bis Sie sitzen. Sie stellen sich immer noch vor, wie Sie sich auf diese Platzsuche vorbereiten. Und jetzt erst gehen Sie in das Zimmer, suchen Ihren Platz in aller Ruhe, und während Sie sich setzen und die anderen sich setzen, während die Themen ausgegeben werden, haben Sie wieder Gelegenheit für eine kleine Pause. Überlegen Sie nicht, was es für Themen geben könnte, seien Sie nicht ungeduldig, sobald wie möglich das Thema der Klausur herauszufinden, sondern warten Sie ab und konzentrieren Sie sich auf sich selbst. Nutzen Sie die Zeit noch für eine Pause, sich zu sagen, wie Sie bisher alles ruhig und gelassen absolviert haben, geben Sie sich Mut, sagen Sie sich selbst, daß Sie Mut haben können, denn Sie haben sich auch gut vorbereitet; und dann erholen Sie sich, indem Sie ruhig atmen und die Muskeln locker lassen.

Wenn Sie jetzt die Themen erhalten, dann lesen Sie die Themen in aller Ruhe durch; das ist Ihre nächste Aufgabe, die Themen vollständig durchzulesen. Wann immer Aufregung unkontrolliert durchbrechen will, dann stoppen Sie, konzentrieren Sie sich erst einmal auf Ihre Muskeln, daß Sie diese locker lassen, und akzeptieren Sie die Aufregung, die noch besteht, sagen Sie sich selbst, welchen Stellenwert die Prüfung hat, daß sie nie zur Katastrophe werden kann; dann sagen Sie sich: Ich hab den Mut, diese Aufgaben anzupacken, und ich konzentriere mich jetzt nur auf das Durchlesen, das vollständige Durchlesen. Und dann fangen Sie sofort an durchzulesen.

Jetzt loben Sie sich, daß Sie alles in Ruhe durchgelesen haben.
Dann nehmen Sie sich die nächste Aufgabe vor. Machen Sie zu allen Themen eine Stoffsammlung und sagen Sie sich selbst, daß es jetzt nicht auf Logik oder Systematik ankommt, sondern lassen Sie alles zu, was Ihnen einfällt. Gehen Sie vor wie bei der Meditation, alles kann kommen und wie es kommt, schreiben Sie es auf, ohne jegliche Bewertung; es ist nur Konzept. Und das zu jedem Thema, und kein Thema hat mit Ihnen persönlich zu tun, jedes Thema ist nur sachlich.
Wenn mal wieder Aufregung durchbricht, dann sprechen Sie mit sich selbst, akzeptieren Sie die Erregung, kontrollieren Sie aber die Erregung, so daß Sie maximal leistungsfähig sind, dadurch, daß Sie sich auf die Muskelentspannung konzentrieren, dadurch, daß Sie sich Mut machen und dadurch, daß Sie sich auf die nächste Aufgabe konzentrieren, immer die jeweils nachfolgend nächste Aufgabe.

Jetzt erfolgt eine Entscheidung über die Reihenfolge, wie Sie die Themen bearbeiten wollen ...

Nehmen Sie sich nun das erste Thema vor; lesen Sie nochmals das Thema, lesen Sie Ihre Stoffsammlung und machen Sie eine Gliederung auf Konzept. Die Gliederung braucht Zeit, hier kommt es auf Systematik an. Wenn einmal etwas nicht gleich klappt, wenn es scheint als verhedderten Sie sich, dann stoppen Sie die Erregung, sagen Sie sich selbst, daß so etwas immer wieder vorkommt, daß das bedeutungslos sein wird für das Gesamte, lassen Sie etwas locker, machen Sie sich

Mut, und dann machen Sie an der Gliederung konzentriert weiter.

... anschließend kann der Text folgen, auch dabei können Sie später korrigieren und ausfeilen. Jetzt aber machen Sie erst einmal Pause, legen den ersten Teil der Arbeit zur Seite, legen obenauf noch einmal ein Konzeptpapier, um Stichworte zu notieren, die Ihnen vielleicht zu diesem ersten Thema in der nächsten Zeit noch einfallen. Loben Sie sich, wie Sie bisher vorgegangen sind und schalten Sie ab, schalten Sie ganz ab von der Prüfung, essen Sie etwas, trinken Sie etwas, machen Sie kurz Pause ...

Wann immer andere stören, wann immer irgend etwas passiert, was zu stören scheint, konzentrieren Sie sich auf sich selbst, alles andere um Sie herum ist völlig unwichtig, nehmen Sie sich nur die Aufgabe vor, die als nächste ansteht. So wie Sie Ihr erstes Thema bearbeitet haben, so bearbeiten Sie auch das zweite: Thema lesen, Stoffsammlung lesen, Gliederung auf Konzept, Text ins Reine - dann machen Sie wieder Pause: ablegen des Themas, Konzeptpapier für weitere Stichworte darauf, Sie loben sich für Ihr Vorgehen, Sie machen Pause mit etwas Essen und Trinken ...

... so folgt auch das dritte Thema. Das Thema wieder lesen, Stoffsammlung lesen, die Gliederung ins Konzept, den Text ins Reine ... wieder Pause, ablegen des Themas, Konzeptpapier für Stichworte drauf, Sie loben sich, Sie machen Pause mit Essen und Trinken. Wann immer irgend etwas nicht klappt und Sie nervös werden, dann stoppen Sie die Erregung, indem Sie sich auf sich selbst besinnen, akzeptieren, daß Sie erregt sind, das liegt in der Situation, Sie kontrollieren die Erregung durch die Entspannungsübung und mit positiven Selbstgesprächen: Sie haben schon gute Ideen gehabt usw. Dann konzentrieren Sie sich auf die unmittelbar folgende Aufgabe, indem Sie sich sagen: Und jetzt mache ich das und das.

... so zum Beispiel kommt jetzt die Aufgabe, daß Sie, nachdem Sie alle Themen bearbeitet haben, sich noch einmal jedes Thema vornehmen und auf neue Impulse abklopfen. Stellen Sie sich vor, wie Sie sich noch

einmal mit etwas Distanz und mit Kritik auf jedes Thema besinnen. Distanz und Kritik haben Sie, wenn Sie Ihre Erregung kontrollieren, innerlich die Muskeln immer wieder locker lassen, ruhig atmen ... Verarbeiten Sie jetzt die neu gesammelten Stichworte, d.h. überlegen Sie sich, welches Stichwort nach der kritischen Überlegung noch in den Text eingearbeitet werden muß. Wenn Sie die wichtigen Stichworte verarbeitet haben, dann haben Sie das Thema abgeschlossen. Sie loben sich und Sie machen Schluß mit diesem Thema ...
Jetzt strecken Sie sich, und stellen Sie sich vor, wie Sie Luft holen.

Sie nehmen das nächste Thema vor, Sie überprüfen es ruhig und gelassen. Sie bewerten die gesammelten Stichworte und arbeiten sie ein. Wenn Ihnen noch Ideen zum Thema kommen, jetzt mit der Distanz zum Thema, dann fügen Sie sie ein. Ergänzen und bereichern Sie. Dann ist auch dieses Thema abgeschlossen.
Nach einer Pause folgt das letzte Thema ...

Wenn dann einmal etwas nicht paßt oder nicht passen will und Sie werden aufgeregt und nervös, dann unterbrechen Sie. Konzentrieren Sie sich zunächst wieder auf sich selbst, lassen Sie die Muskeln locker, akzeptieren Sie, daß immer wieder Aufregung hoch kommt, machen Sie sich dann Mut und loben Sie sich dafür, was Sie geleistet haben, und dann konzentrieren Sie sich wieder auf die unmittelbar folgende Aufgabe.
Und so schließen Sie auch die letzte Aufgabe endgültig ab.

Sie sind sicher, daß Sie viel geleistet haben, Sie sind sicher, daß alles wesentliche verarbeitet ist; manches wäre noch zu schreiben, manches wäre noch erwähnenswert, aber Sie mußten auswählen und Sie haben gewählt. Sie haben alles wesentliche erkannt und verarbeitet. Sie sind ruhig und konzentriert vorgegangen, haben sich nicht vom Raum und Personen ablenken lassen, Sie haben Ihre Aufgabe erfüllt. Stellen Sie sich vor, wie Sie die Arbeit abgeben, wie Sie mit der Arbeit und mit sich zufrieden sind. Sie sind müde und erschöpft, aber Sie sind mit sich zufrieden. Sie haben konzentriert die Arbeit Stück für Stück erledigt.

Brechen Sie diese Vorstellung jetzt ab, schalten Sie ganz ab.
Stellen Sie sich vor, wie Sie sich erholen, wie Sie wieder Kraft gewinnen ...

Der Text ist hier gekürzt wiedergegeben; er wurde mit vielen Pausen gesprochen, die auch die Äußerungen des Patienten, körperliche Unruhe, Stöhnen usw. berücksichtigten. Die Punkte stehen für Wiederholungen oder kleinere Zwischenschritte im Gesamtablauf.

Diese Sitzung wurde parallel auf Tonkassette (60 Minuten) aufgezeichnet und dem Patienten mitgegeben, der diese Anleitung immer wieder unter entspannenden Bedingungen zu Hause (meist in der warmen Badewanne und abschnittweise) abhörte. Als der Patient 14 Tage später wieder zur Therapie kam, hatte er einen sichtbaren Durchbruch geschafft: Die Zweifel waren endgültig gewichen, er war zuversichtlich und wirkte sehr gelöst.
Weitere Übungen dieser Art dienten der Stabilisierung. Die Prüfung absolvierte der Patient in einer für die Prüfer erkennbaren Ruhe und Konzentration. Die Prüfung wurde bestanden.

Zur Vorbereitung der *mündlichen* Prüfung diente

- ein Arbeitsplan zum systematischen Erlernen der Prüfungsinhalte (Reizkontrolle, Pausenplanung, Wiederholungen, Selbstverstärkung)
- das Erstellen von Gliederungen zu jedem Fach, die dem Patienten einerseits die freie Gestaltung der Prüfung anhand eines Leitfadens ermöglichen und ihm andererseits ebenso das Springen von einem Thema zum nächsten erlauben sollten, da in jeder Gliederung Querbezüge zu den anderen Prüfungsthemen bzw. Gliederungen eingearbeitet wurden
- Selbstgespräche, wonach er die Verantwortung für die Prüfung übernehmen wollte, in der Prüfung referieren, viel anbieten, anworten und Konsens suchen wollte, anstatt zu fragen, abzuwarten oder gar zu kritisieren
- Simulationen des Prüfungsgeschehens unter verschiedenen Themenstellungen in Anlehnung an das Belohnungs- und Bestrafungsspiel (Innerhofer 1977). Der Patient sollte sich weniger am Verhalten des

Prüfers orientieren und auch bei fehlender Wärme und Unterstützung durch den Prüfer sein inhaltliches Konzept beibehalten, indem er das Prüferverhalten im Sinne kognitiver Umstrukturierung neu bewertet. (Anregungen zur Arbeitsplanung und Prüfungsvorbereitung finden sich bei Kossak, 1992).

Nach 24 (Doppel)Sitzungen hatte der Patient die schriftliche und mündliche Prüfung bestanden, hatte die problematische Beziehung zur Freundin aufgegeben, sich eine Wohnung gemietet und sich zum Lehramt angemeldet. In einer Nachbesprechung offenbarte der Patient seine Abhängigkeit während der früheren Therapie, aus der er sich erst durch die zunehmende Sicherheit und Erfolgsgewißheit in der hier beschriebenen Therapie lösen konnte. Er hatte die Verhaltenstherapie "klammheimlich" und gegen die Erlaubnis seiner langjährigen Therapeutin begonnen.

3.2.5 Auszug aus der Therapienachbesprechung

Der Patient erwähnte sofort sein größeres Selbstbewußtsein, und daß die Beziehung zur Freundin gelöst sei. Schließlich nahm das Gespräch eine überraschende Wende; durch Einschalten des Diktiergerätes wurde ein Teil des Gesprächs mit Einverständnis des Patienten wörtlich festgehalten (6. November):

Patient: ... *und dann habe ich eben die Prüfung gemacht, ich hab's Ihnen ja erzählt, bin ich wieder durchgefallen ... da kam es ans Tageslicht, daß ich also ganze Aufgaben einfach nicht berücksichtigt habe, die ganzen Anweisungen nicht ...*

... vorher war ich immer irgendwie überzeugt davon, daß es halt nicht mit rechten Dingen zugeht, die Beurteilung nicht mit rechten Dingen zuging ...

... dacht ich, also du gehst so und so lang in Psychotherapie eigentlich nur der Prüfung wegen, und das Ergebnis ist, daß du wieder so einen Scheiß baust. Daß das eine psychische Reaktion ist, ist ja logisch, wenn ich die Sachen einfach überseh, die sonst niemand übersehen hat außer mir ...

... dachte ich, so geht das nicht mehr weiter ...
... Ich hab ja irgendwie furchtbare Angst gehabt, da wegzugehen, wenn man so lang in Therapie ist, da kann man nicht von heut auf morgen einfach abbrechen, das ist fast unmöglich ...
... einfach weil ich Angst hatte, die könnte irgendwie sagen, ja, Sie können fortbleiben, oder so; daß sie mich einfach rauswirft. Davor hatte ich kolossale Angst, daß sie sagt, jetzt hören Sie auf, ich nehm Sie jetzt nicht mehr ...
... Ich wollte zwar weg, aber ich kam irgendwie nicht weg ...
... Für die wäre es weiter gelaufen für Zeit und Ewigkeit, und davon bin ich überzeugt, die hat nie daran gedacht, von sich aus die Sache mal zu beenden, nie, und wenn ich darauf angesprochen habe, wie lang soll das noch gehen, kann es noch gehen, und was glauben Sie, wann ich therapiert bin, weiß ich nicht, kann ich nicht sagen, kann man nicht sagen, Therapie kann man ewig betreiben ...
... Und ich hatte wirklich so das Gefühl, also für die bin ich ein unheilbarer Fall, auf irgendeine Art und Weise nicht fähig, eine Prüfung zu machen ...
... Das war einfach wahnsinnig angenehm für mich, nachher, angenehm, daß ich für Sie nicht krank war. Ich hatte nie das Gefühl, ich bin Patient für Sie, das war absolut angenehm hier, ich hatte das Gefühl, ich bin ein Klient, ein Ratsuchender, oder irgend jemand, der halt Probleme hat, aber die lassen sich beheben, das Gefühl hatte ich hier, deshalb blieb ich wahrscheinlich auch dann, ich war nie als Patient hier.

Die Therapie wurde nach diesem Gespräch beendet, das die wiedergewonnene Selbständigkeit und Kompetenz des Patienten verdeutlichte; der Patient sollte sich eigenständig um die Realisierung seines Berufswunsches bemühen.

3.2.6 Wiederaufnahme der Therapie und Lebensgeschichte

Fast zehn Jahre später (Oktober 1989) meldete sich der Patient erneut zur Therapie an. Er hatte zwischenzeitlich auch sein Referendariat abgeschlossen und war im Lehrberuf tätig. Er lebte allein. Die Pflege der sehr alten Eltern hatte er zwar gut organisiert, aber die emotionale Abhängigkeit machte ihm zu schaffen. Er fühlte sich depressiv, einsam, und, als die Mutter kurz nach Therapie-Wiederbeginn starb, voller Schuldgefühle.

Die Eltern des Patienten hatten eine Tochter, die bei Kriegsende bei der Trümmerbeseitigung ums Leben gekommen war. Bei deren Beerdigung hatten die Eltern beschlossen, dieses Mädchen zu ersetzen. Sie zeugten jedoch einen Jungen. Die Mutter war nach der Geburt ein Vierteljahr lang nicht in der Lage, den Jungen zu versorgen, weil sie erst jetzt die Trauer über den Verlust der Tochter überkam. Dieses Unglück bestimmte die Familienbeziehung und die Lebensgeschichte des Sohnes.

3.2.7 Zweite Therapieplanung

Noch vor dem Tod der Mutter stellte sich das Therapieziel als Reduktion der depressiven Stimmungslage dar. Den alten Eltern fühlte sich der Patient sehr verpflichtet; diese Abhängigkeit engte sein soziales Leben ein. Die Abhängigkeit, die er von der psychoanalytischen Therapie schilderte, zeigte sich nun zunehmend lebensgeschichtlich verstehbar. Also sollten die Themen Abhängigkeit-Selbständigkeit vor biographischem Hintergrund bearbeitet werden, was einer ursächlichen Therapie der Depression entsprach, wenn es gelang, die Lebensaktivitäten des Patienten allgemein zu fördern und seine sozialen Beziehungen zu erweitern. Die Bereitschaft zur Therapie mit imaginativen Übungen war aufgrund der positiven Vorerfahrungen mit Mentalem Training sehr groß.

3.2.8 Weiterer Therapieverlauf

Da kurz nach Therapie-Wiederbeginn die Mutter verstorben war, stand zunächst eine Trauerbegleitung im Vordergrund. Diese mußte bald als systematische Therapie der Trauerreaktion weitergeführt werden, weil die vom Patienten empfundene Lähmung und Niedergeschlagenheit pathologischen Charakter annahm (obwohl bei einem erst wenige Wochen zurückliegenden

Todesfall noch nicht die Diagnose "pathologische Trauerreaktion" gestellt werden kann). Diese Arbeit sah eine allmähliche Ablösung von der Mutter durch Mentales Training vor, das folgende Struktur aufwies:

- Die Einleitungsinduktion sollte einen klaren Beginn für "innere Arbeit" und eine bessere Imaginationsfähigkeit ermöglichen.
- Es wurden Erinnerungen an die Mutter, an gemeinsame (positive wie negative) Ereignisse, an schuldbeladene Situationen, an Familienfeste usw. lebhaft geschildert und diese Vorstellung längere Zeit aufrechterhalten (Expositionsphase).
- Erst nach deutlichem Durchleben einer bestimmten Erinnerung wurden hierzu passende Problemlösungsstrategien angeboten (Bewältigungsphase).
- Diese konnten in eine angemessene Erfolgsinduktion münden, z.B. eine (innerlich verbalisierte) Entschuldigung bei der Mutter und die wohlwollende Annahme dieser Entschuldigung durch die Mutter oder Reduktion von Schuldgefühlen nach Disputation innerer Grundannahmen des Patienten.

Die systematische Konfrontation mit den gefühlsbeladenen Erinnerungen hatte nur eine kurzfristige Verschlechterung des Befindens innerhalb der Sitzung, aber ein besseres Allgemeinbefinden außerhalb zur Folge. Wie sehr dem Patienten die Auseinandersetzung mit der Mutter bzw. der Familie und die Anleitung zur Trauerarbeit nützte, zeigte sich, als 15 Monate später der Vater starb und er nun endgültig alleine war: Ohne therapeutische Begleitung war er in der Lage, den Vater "loszulassen" und "zu verabschieden", das elterliche Haus zu räumen, sich neben seiner Berufstätigkeit um dessen Renovierung und Vermietung zu kümmern.

Nach der Trauerarbeit um die Mutter wurden in der Therapie biographische Übungen, "Lebenslaufreise" und "Lebenslinie", mit dem Ziel durchgeführt, den Patienten durch Auswertung früherer Erfahrungen zur Weiterentwicklung und zu persönlich wichtigen Aktivitäten anzuleiten und so aus der Depression zu führen.
Die "Lebenslaufreise" (v. Quekelberghe 1985) begann mit einer kurzen Entspannungsinduktion und führte den Patienten zu folgender Aufgabe: Er sollte

an Lebensereignisse von der Kindheit bis zur Gegenwart denken, die bei ihm den Eindruck erweckten, es gehe nicht mehr weiter, die bisherige Entwicklung werde abgebrochen, und er sollte diese Erinnerungen und Bewertungen laut verbalisieren.

Diese Aufforderung löste eine tiefe emotionale Betroffenheit beim Patienten aus, er weinte und brauchte Zeit, sich zu sammeln. Am Ende der Übung bot sich die Frage an, ob Zögerlichkeit und Entscheidungsschwäche der Rote Faden dieses Entwicklungsgeschehens waren. Als Hausaufgabe sollte sich der Patient in eine dieser Situationen hineinversetzen und versuchen zu erspüren, wie die spätere Weiterentwicklung wieder angestoßen worden war.

Nachdem er zu Beginn der Sitzung total deprimiert gewesen war, ging es ihm am Ende wesentlich besser und er konnte wieder lachen (Pat.: "Kann ich überhaupt unter die Menschheit?"). Das Durchleben der früheren Erfahrungen stellte m.E. ein emotionales Überfluten dar, das die augenblickliche Deprimiertheit relativierte und reduzierte und den Patienten für neue Problemlösungsversuche öffnete.

Die Hausaufgabe zeigte, daß die Weiterentwicklung nach Entwicklungsbrüchen meist auf äußere Anstöße zurückging, die früher vor allem von der Mutter kamen. Inzwischen meinte er, mehr Eigeninitiative bei sich erkennen zu können.

Die "Lebenslinie" (Fischer 1986) sieht vor, daß der Patient mit Hilfe einer kurzen Entspannungsinduktion "nach innen geht", seine Lebensereignisse zu einem "Weg" zu verdichten sucht und als Linie auf ein Blatt Papier zeichnet (vgl. Abb. 4).

Bei der Auswertung dieser Übung ergab sich erneut eine Relativierung der gegenwärtigen Problematik: Er hatte ebenso viele Höhen wie Tiefen in seinem bisherigen Leben durchlebt; er war nicht nur deprimiert, sondern auch "superglücklich" gewesen; die augenblickliche Situation war schwierig wie viele frühere, aber er befand sich auf dem Weg der Besserung.

Als Hausaufgabe sollte sich der Patient mit dieser Lebenslinie und dem Hinweis des Therapeuten auseinandersetzen, daß er darin keine persönlichen Beziehungen, sondern nur Arbeitsthemen benannt hatte.

In den folgenden Sitzungen war der Patient emotional wieder gefestigt. Im Sinne eines Aha-Erlebnisses hatte der Patient erkannt, daß er persönliche

Beziehungen bisher immer hinten angestellt hatte. Jetzt war ihm klar geworden, daß diese für sein Befinden wichtiger waren als der Beruf. Gemeinsam wurden passende Kontaktmöglichkeiten besprochen.

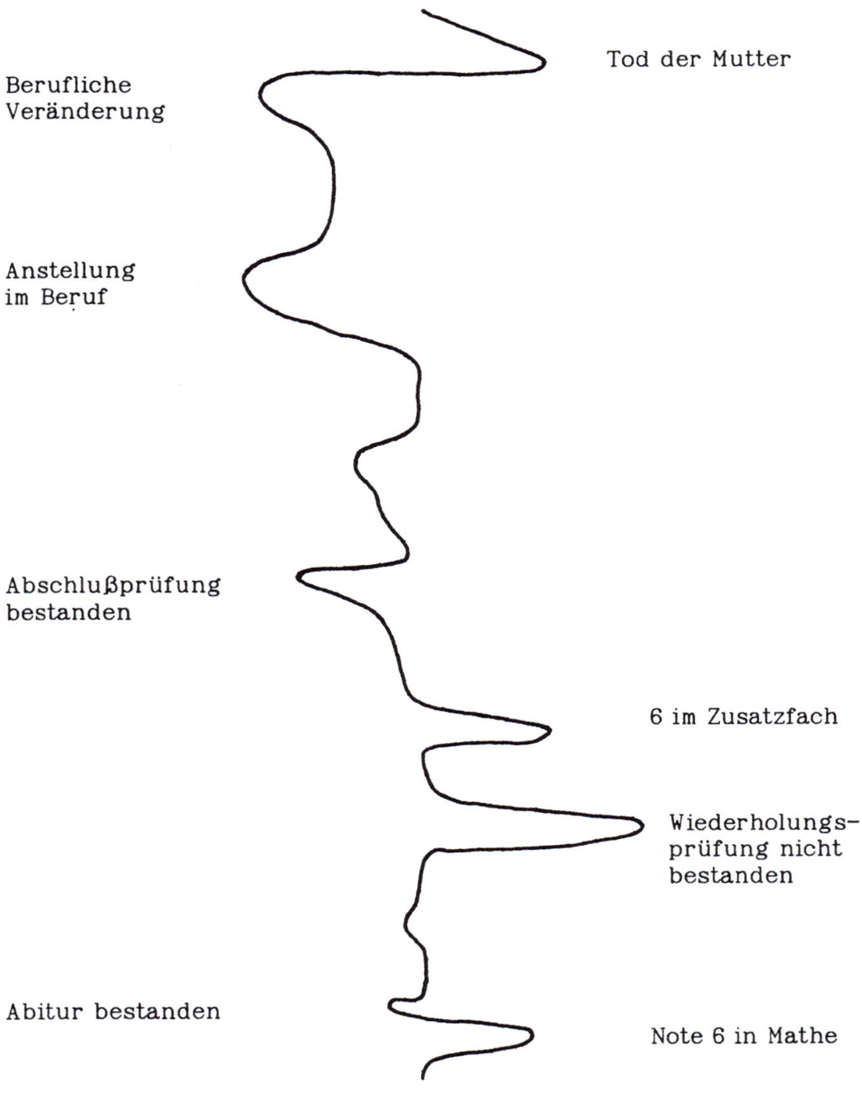

Abb. 4: Lebenslinie nach einer Übung von Fischer (1986)

Diese Therapie wurde nach 25 Sitzungen im August 1990 beendet. Die Veränderung des jungen, immerzu kränklichen Mannes zum kompetenten, seine Aufgabe anpackenden Fachmann (mit äußerst wenig Fehlzeiten im Beruf) bildet sich auch in Fragebogentests, wie dem FPI, ab. Wie ich ein halbes Jahr nach Therapie-Ende erfuhr, ist ein "endogenes Ekzem", das den Patienten schon lange vor dem ersten Therapie-Beginn plagte und das er mit medizinischen Maßnahmen nie befriedigend verändern konnte, seit ca. 11 Monaten gänzlich verschwunden.
Die Persönlichkeit des Patienten hat sich m.E. nicht verändert, aber seit mehr als zehn Jahren führt er sein Leben sehr selbständig, so daß es unangebracht erscheint, das diagnostische "Etikett" der abhängigen Persönlichkeit zu verwenden.

3.2.9 Auswertung

Die Therapie war anfangs mehr am sichtbaren Verhalten (Reaktion in bestimmten Situationen), später mehr an emotionalen Reaktionen und handlungsleitenden Kognitionen orientiert; systematisch wurden bestimmte Themen in den Vordergrund gestellt; therapeutische Übungen, vorrangig als "innere Arbeit", dienten der Vorbereitung auf schwierige Situationen in der Realität, dem Auswerten von Erfahrungen, der emotionalen Bewältigung und der Neuorientierung.

> Die Therapie ist zwar kein genau planbarer Prozeß, dennoch hilft ein eher ziel- bzw. handlungsorientiertes und in Phasen unterteiltes Vorgehen, der Gefahr völliger Beliebigkeit im therapeutischen Geschehen und der Abhängigkeit des Patienten vom Therapeuten in einer Art Ersatzpartnerschaft zu begegnen.

In der Nachbesprechung offenbarte der Patient seine Unfähigkeit, seine erste Psychotherapie zu beenden, obwohl er von ihrer Nutzlosigkeit zwischenzeitig überzeugt war. Dies kann nicht dem Patienten angelastet werden, sondern muß als Fehler seiner Therapeutin gewertet werden. Die Folgen hatte aber der Patient zu tragen: Trotz bestandener Studienprüfungen und danach erfolgreich absolvierten Referendariats kam der Patient wegen des mittlerweile verfügten Einstellungsstops für Lehrer nicht mehr im staatlichen Schuldienst unter. Indem die Therapeutin den Patienten in der Therapie hielt, trotz erkennbarer Wirkungslosigkeit und trotz des Wunsches des Patienten nach Veränderung, war sie sich ihrer Verantwortung für die Zukunft des Patienten offenbar nicht bewußt. Die Therapeutin hat eine Abhängigkeit zugelassen, die es dem Patienten erschwerte, seine persönlichen - in diesem Fall lebensbestimmenden - Interessen zu verfolgen. Da diese Therapie in die Zeit der Verselbständigung und Ablösung des Patienten vom Elternhaus fiel und mit jahrelang zwei Terminen pro Woche einen bedeutsamen Bezugsrahmen für den Alltag des Patienten darstellte, hatte sie m.E. nicht nur Auswirkungen auf die berufliche Entwicklung, sondern auch auf weitere Lebensbereiche, allen voran Partnersuche und Partnerfindung.

Werden zusammen mit dem Patienten Themen festgelegt, die in einem bestimmten Umfang vorrangig bearbeitet werden, und werden in gewissen Abständen Zwischenbilanzen gezogen, bleibt die therapeutische Beziehung eher ein professionelles Arbeitsverhältnis. Dann ist es auch leichter, die Therapie zu beenden, obwohl noch Fragen offen sind.

Nach dem erfolgreichen Verlauf der Prüfungen im geschilderten Fall wurde dieses Ergebnis zusammen mit dem bevorstehenden Jahresende genutzt, um die Therapie abzuschließen; das neue Jahr sollte ein 'gesundes' Jahr werden. Es wäre ein Fehler gewesen, das unerledigte Thema Partnerin zu diesem Zeitpunkt anzugehen. Wichtig war, dem Patienten auch durch das Beenden der Therapie das Vertrauen in seine eigenen Fähigkeiten auszudrücken. Wie er es selbst formuliert hat, half ihm die Sichtweise des Therapeuten, daß er nicht krank, gar zeitlebens behandlungsbedürftig sei, sondern daß Therapie verstanden wird als Versuch, einzelne Probleme effektiver zu bearbeiten.

In beiden Therapieabschnitten wurden Lernprozesse sowohl auf Handlungen, emotionale und physiologische Reaktionen bezogen, als auch auf das Bild des Patienten von sich und der Welt. Es ist ein Beispiel für die Integration von Verhaltenstherapie und Hypnose, wodurch der Patient seinen Handlungsspielraum in konkret benannten Situationen und darüber hinaus in nicht geübten Alltagssituationen, also in gewißem Sinn generell erweitern konnte.

Allein das Mentale Training zur Prüfung enthielt eine Vielzahl therapeutischer Elemente zum Angstabbau und zur Entwicklung des für die belastete Prüfungssituation notwendigen Selbstvertrauens:

Lebendige Imagination (diese zeigte sich z.B. am körperlichen "Mitgehen" des Patienten),
Vermittlung von Zeit und Ruhe,
Systematische Problembearbeitung,
Vorgehen in kleinen Schritten,
Redundanz innerhalb der Übung,
Wiederaufgreifen von Informationen,
Konfrontation mit spezifischen Angstauslösern,
Vorwegnehmen möglicher Störungen,
Unsicherheit und Unruhe aushalten und akzeptieren,
Kognitives Umstrukturieren und Neubewerten,
Selbstverbalisationen, Selbstverstärkung und Selbstversicherung,
Aufforderung zu Kontrolle, Mut und Entscheidung,
Ablenkung,
Körperliche Entspannung,
Trennung verschiedener Angstinhalte,
Detaillierte Verhaltensanweisungen,
Suggestive Darbietung,
Akzeptiertes Erfolgserlebnis am Ende der Sitzung.

Eine verhaltenstherapeutische Erklärung der Behandlungswirkung wird den desensibilisierenden Effekt von schrittweisem Vorgehen und mit Angst unvereinbarem Verhalten zusammen mit dem Neulernen von Selbstkontrolle betonen.
Emotionstheoretiker gehen davon aus, daß es zu allen Emotionen, auch zu Angst, Antagonisten gibt, die zur Hemmung der Angst aktiviert werden, wenn diese für den Körper zu stark wird. Durch innere Vorwegnahme der Angst wird der Körper gewissermaßen "warmgeboxt", d.h. die durch Vorstellung ausgelöste Angst aktiviert und trainiert Coping-Mechanismen, somatische und psychische Bewältigungsmöglichkeiten, die später in der Angstsituation tatsächlich wirksam werden können.

Für die Psychotherapie heißt das, daß sich der Patient seiner Angst stellen und Vermeidung verhindert werden muß. Konfrontation ist tatsächlich das Hauptmerkmal aller Angsttherapien. Die Angstkonfrontation im Mentalen Training fördert die "Angstvorwegverarbeitung" (Rost 1990). Mit Angstvorwegverarbeitung ist gemeint, daß Angst sozusagen stückchenweise vorher verarbeitet wird, so daß dann die in der Angstsituation empfundene Angst bereits gedämpft ist. Nach Rost verflacht dadurch die Angstkurve, d.h. der Anstieg der Angst bei Annäherung an die Angstsituation fällt geringer aus, was vom Patienten angenehm erlebt wird. Bei der Angstverdrängung dagegen kann es zu Angstspitzen *in* der Angstsituation kommen, was panisch erlebt wird und Fluchtverhalten zur Folge hat.

Viele Angstpatienten sind zwar mehr oder weniger auf der "Suche" nach oder in Erwartung ihrer Angstreize, setzen sich jedoch nicht ausreichend mit der Angst auseinander. Vielmehr sind sie sofort zum Rückzug (Vermeidung) bereit, wenn Angst aktualisiert wird, und verstärken so die Vermeidungstendenz, weil sie sich danach wieder beruhigter fühlen.

Die Angstkurven, die Fenz und Epstein (1967, nach Epstein 1973) bei Untersuchungen an erfahrenen und unerfahrenen Fallschirmspringern ermittelten, zeigen, daß der Unterschied, bei subjektiven wie physiologischen Werten, nicht in der Höhe des Angstniveaus zu finden ist. Die Erfahrenen haben ihren Angsthöhepunkt allerdings schon in der Nacht vor dem Sprung; die Angst fällt danach mit der Annäherung an die Zielhandlung ab. Sie steigt in der Zeit des freien Falls, die höchste Unsicherheit und Gefahr birgt, wieder an. Der unerfahrene Springer erlebt den Angstanstieg später, so daß es zum Zeitpunkt des Absprungs zum Angsthöhepunkt kommt und der Springer auf die Gefährdung des freien Falls nicht mehr reagieren kann (vgl. Abb. 5).

Wichtig für erfolgreiche Angstvorwegverarbeitung erscheint mir die Bewältigungserwartung. Sie ergibt sich durch die Erfahrung beim Fallschirmspringen, bzw. sie ist Aufgabe der Psychotherapie: Erlernen von Bewältigungsverhalten, Suggestion von Erfolgserwartung und Vermittlung positiver Erfahrung in Realsituationen.

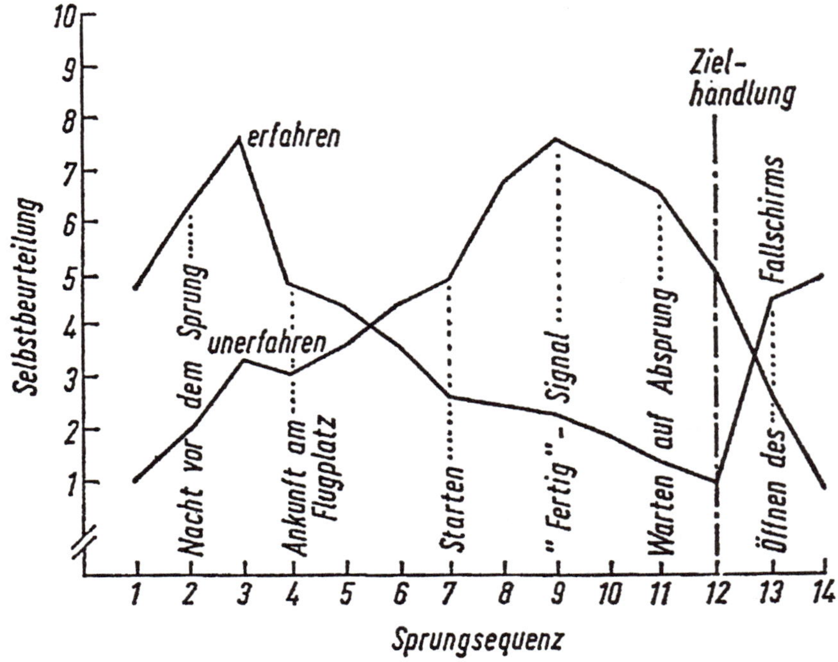

Abb. 5: Subjektive Angst-Bewertung erfahrener und unerfahrener Fallschirmspringer zu unterschiedlichen Zeiten vor und beim Sprung (nach Epstein 1973).

Ob sich eine Person als belastet und überfordert in einer Situation erlebt, hängt davon ab, wie sie die jeweilige Situation wahrnimmt und bewertet. Auslöser für psychische Belastung sind nach Lazarus und Launier (1981) kognitive Bewertungsprozesse, die zwischen der Situation und der persönlichen Reaktion vermitteln. Die innere Bewertung beeinflußt maßgeblich die emotionale Reaktion auf die Situation.

In einer ersten Abschätzung versucht die Person bewußt oder unbewußt festzustellen, ob eine gegebene oder antizipierte Situation für sie wichtig oder unwichtig ist. Als Folge dieser Abschätzung kann ein Gefühls- und Erregungszustand die für die Situation notwendige physische und psychische Leistungsbereitschaft initiieren. Hat die Abschätzung der Situation eine negative emotionale Tönung zur Folge, so wird die Situation als Bedrohung erlebt. Lazarus und Launier unterscheiden davon die Herausforderung, nach der die Bewältigung der Situation zwar möglicherweise sehr erschwert, aber mit positiven Folgen von der Person erwartet wird. Die innere Bewertung von Situationen hängt demnach wesentlich von den Bewältigungsmöglichkeiten einer Person und ihrer Einschätzung der eigenen Möglichkeiten ab. Hier sind die Ansatzpunkte für Psychotherapie.

Es ist die Aufgabe der Psychotherapie, das Spektrum und die Wirksamkeit des Verhaltens zu modifizieren und die Grundlage für ein positives Selbstkonzept zu schaffen.

Die Systematische Desensibilisierung ist m.E. im geschilderten Fall gescheitert und hatte einen unerwünschten Effekt, weil sie keine ausreichenden Erfolgserwartungen durch Angebote zur Problembewältigung bewirkte.

4 Mentales Training: Allgemeines Vorgehen

Die Entscheidung für Mentales Training fällt in der Psychotherapie nach der Diagnostik im Zusammenhang mit der Therapieplanung.
Bei der Arbeit mit Mentalem Training können dann vier Schritte unterschieden werden (vgl. Abb. 6).

Plausibles Störungsmodell vermitteln
Einüben von Methoden zur Problembewältigung
Durch den Therapeuten geleitetes Mentales Training
Generalisierung und Ausblenden therapeutischer Hilfe

Abb. 6: Schritte bei der Anwendung von Mentalem Training

Im *ersten Schritt* wird für den Patienten aufgrund der Diagnostik ein Störungsmodell entworfen, das seine Behandlungsmotivation festigt und die Anwendung des Mentalen Trainings nahelegt. Es muß dem Patienten plausibel erscheinen und sein Bedürfnis nach Verstehen der Störungsursachen ebenso befriedigen, wie es ihm Veränderungsmöglichkeiten aufzeigt.
Der Mensch konstruiert sich immer ein Modell von der Welt, das ihm die Orientierung erleichtern soll. Er selektiert Teile der Wahrnehmung, die ihm wesentlich erscheinen, und ignoriert andere. All dessen ist er sich i.d.R. nicht

bewußt, so daß er sein Modell im allgemeinen für die Realität hält. Unter Umständen ist aber gerade sein Modell verantwortlich für ein Nichtzurechtkommen, wie eine ungeeignete Landkarte einem nicht den richtigen Weg bei einer Wanderung weisen kann. Mit dem im ersten Schritt der Durchführung des Mentalen Trainings formulierten Störungsmodell erhält der Patient die Richtung für die Lösung seiner Probleme.

Aufgrund dieses Störungsmodells und zur Vorbereitung einer Sitzung mit Mentalem Training müssen im *zweiten Schritt* ggf. Methoden, die mental geübt werden sollen, genau erklärt und, z.B. im Rollenspiel, eingeübt werden. Es ist wichtig, daß beim Patienten Klarheit über ihre Ausführung besteht, und er sich ein detailliertes inneres Bild dazu machen kann.
Parallel zur Problembewältigung lernt der Patient, innerhalb der Therapiesitzung in Trance zu gehen bzw. mit Hilfe von Entspannungsanleitungen, wie in Kapitel 7.1 ausgeführt, von der aktuellen äußeren Situation abzuschalten und das innere Geschehen lebendig werden zu lassen.

Das Mentale Training selbst folgt im *dritten Schritt* und besteht aus vier Abschnitten (vgl. Abb. 7).

Einleitung
Konfrontation
Bewältigung
Realistischer Erfolg

Abb. 7: Vier Abschnitte eines Mentalen Trainings

Die Bedeutung jedes der vier Abschnitte des Mentalen Trainings hängt von der Situation des Patienten und dem Fortschritt des Therapieprozesses ab. Dienen Entspannungsinduktionen zur *Einleitung*, dann haben sie anfangs, wenn der Patient mit Entspannung noch ungeübt ist, größeren Anteil als später. Die Einleitung darf jedoch keinesfalls mit Entspannung gleichgesetzt werden; es geht bei der Einleitung um inneres Loslassen zur Förderung von Visualisation und mentaler Arbeit. Ist der Patient zu Beginn der Therapie-Sitzung noch voller Spannung und Streß, mag eine direkte Entspannungssuggestion wie ein unangemessenes 'Zurechtmodeln' des Patienten wirken und dessen Widerstand herausfordern. Die Einleitung des Mentalen Trainings erfolgt dann besser durch ein Begleiten des aktuellen Empfindens des Patienten ("pacing").

Die *Konfrontation* im zweiten Abschnitt dauert meist nur kurz, soll aber so lange aufrechterhalten werden, wie es nötig ist, um die Gewißheit zu vermitteln, daß der Patient die Belastung aushalten kann und nicht aus der Situation zu fliehen braucht. Konfrontation mit negativen Erfahrungen allein ist nach einer Untersuchung zur Behandlung von Prüfungsangst wenig erfolgversprechend (Zeyer, Dürr & Revenstorf 1992).

Nach dieser Untersuchung erschien imaginatives Coping-Verhalten am nützlichsten, wie es im dritten Abschnitt, *Bewältigung*, eingesetzt wird. Dieser dritte Abschnitt dominiert, nach dem zeitlichen Umfang bewertet, die mentale Übung. Er ähnelt den Vorgehensweisen, die kognitive Probe (Hoffmann 1981), verdeckte Übung (Bandura 1969) und Training von Bewältigungsverhalten (Mahoney 1977) genannt werden und nach dem gleichen Prinzip vorgehen: "Ein Verhalten, das schlecht beherrscht wird, in seinen Einzelheiten wenig ausdifferenziert ist, mit Angst besetzt ist oder bislang vermieden wurde, wird zu Übungszwecken in der Vorstellung praktiziert, um die effektive Ausführung zu erleichtern oder zu ermöglichen" (Hoffmann 1981, S. 111).
Damit können, wie Hoffmann weiter ausführt, folgende Effekte erzielt werden:

- ☐ Intentionen und Handlungspläne, die oft sehr undifferenziert sind, was angsterzeugend sein kann, werden konkretisiert.
- ☐ Die Handlung wird hierarchisch organisiert, was es dem Patienten ermöglicht, bei jedem Verhaltensabschnitt den nächsten Schritt zu antizipieren.
- ☐ Möglicherweise in der Realsituation eintretende Erschwernisse können erkannt und behoben werden.
- ☐ Bewältigungsmöglichkeiten für schwierige Situationen werden gelernt oder ausgeformt.
- ☐ Der Umgang mit bisher gefürchteten oder gemiedenen Handlungen unter beruhigenden Bedingungen bewirkt eine Gewöhnung an die

Handlungsvorstellung. Durch diesen Desensibilisierungseffekt kann Spannung auch für den Moment der aktiven Ausführung abgebaut werden.

- Negative Gedanken werden provoziert und können in einer vorwegnehmenden Auseinandersetzung entschärft werden. Pauschales Katastrophendenken wird relativiert.

Im hier beschriebenen Mentalen Training wird anders als in der kognitiven Probe nicht nur der Verhaltensablauf in der Situation vorzustellen versucht, sondern es werden suggestive Elemente hinzugenommen und dem Patienten somit weniger Verantwortung übertragen.

Die Abschlußphase mit der *Erfolgsinduktion* darf nicht gering geschätzt werden, da sie für die Motivation des Patienten von großer Bedeutung ist. Untersuchungen z.B. zur Wirkung von indirekten und direkten Suggestionen haben gezeigt, daß Unterschiede in der Ausformulierung der Bewältigungshilfen von den Patienten nicht wahrgenommen werden, daß vielmehr sehr undifferenziert eine allgemeine Erfolgserwartung aufgebaut wird, die die Patienten für ihre Besserung verantwortlich machen (Hoppe 1985). Diese Wirkungskomponente versucht der vierte Abschnitt des Mentalen Trainings zu realisieren. Der vorgestellte Erfolg soll zudem das vorangegangene Bewältigungsverhalten verstärken. Dabei wird immer eine "realistische" Erfolgsvorstellung induziert, um positive Erwartungen zu entwickeln, was unter Umständen gemindert würde durch zu weit gehende Vorstellungen, weil sie dem Patienten noch unglaubwürdig erscheinen. Von den Erfahrungen mit Modellernen kann abgeleitet werden, daß zu gute Modelle weniger hilfreich sind als Modelle, die dem Patienten nur einen Schritt in Richtung auf die Problembewältigung voraus sind (Marlett & Perry 1977).

Der Therapeut legt vor der Sitzung mit Mentalem Training einen Ablauf für die innere Handlung fest und baut in diese die in der Diagnostik ermittelten Reize ein, mit denen der Patient konfrontiert werden soll.
In der oben geschilderten Prüfungsangst-Sitzung war die zeitliche Abfolge der zu erwartenden Ereignisse die Richtschnur für die vom Therapeuten vorgeschlagene Handlungsimagination.
Dieser "rote Faden" eines Mentalen Trainings soll dem Patienten die Visua-

lisation des Geschehens in der Therapie-Sitzung, die Erinnerung daran nach der Sitzung und somit den Transfer in die Realität erleichtern. Das Vorhandensein oder Fehlen einer solch inneren Logik bestimmt wesentlich über das Aneinanderfügen von mehreren Problemreizen und verschiedenen Bewältigungsangeboten innerhalb einer gemeinsamen Geschichte und damit über die zeitliche Dauer eines Mentalen Trainings. Fehlt diese innere Logik, sollten die Inhalte besser getrennt in mehreren kurzen mentalen Übungen vermittelt werden.
Eine Therapiesitzung, in der Mentales Training durchgeführt wird, hat folgenden Ablauf:

- □ **Begrüßung, Besprechung der aktuellen Situation und ggf. der Hausaufgaben.**
- □ **Das Mentale Training wird auf Tonkassette aufgezeichnet, und es wird mit einer kurzen Entspannungsphase eingeleitet.**
- □ **Der Therapeut leitet den Patienten an, sich innerlich in die (vorbereitete) Handlung zu begeben. Es werden die problematischen Reizbedingungen geschildert, die sich der Patient möglichst detailliert vorstellt mit dem Ziele, die üblicherweise vermiedenen Reaktionen zu erleben.**

  Zur Lösung der so erlebten Schwierigkeiten wird der Patient dann angehalten, die vorbereiteten Bewältigungsmethoden einzusetzen. Je nach innerer Handlung kann es innerhalb einer mentalen Übung mehrfach zur Konfrontation mit Problemsituationen bzw. Problemreaktionen und deren Bewältigung, ggf. mit unterschiedlichen Methoden, kommen. Der Therapeut läßt die Geschichte schließlich in ein Endergebnis münden, das im Erleben des Patienten zur Zeit der Schilderung als wünschenswert und wahrscheinlich erscheint.
- □ **Nachbesprechung im Sinne einer Reaktivierung des Patienten und zum Feedback der inneren Erlebnisse des Patienten an den Therapeuten.**
- □ **Besprechung einer Hausaufgabe, z.B. Wiederholung des Mentalen Trainings mit Hilfe der Kassette oder Umsetzung bestimmter Teile davon in der Realität.**
- □ **Terminabsprache und Verabschiedung.**

Im Anschluß an jede mentale Übung erfolgt ein Gespräch über die Erlebnisse des Patienten. Anders als z.B. bei der kognitiven Probe wird das Verhalten des Patienten in der Vorstellung nicht analysiert und korrigiert. Hier geht es um die Reaktivierung des Patienten; aus seinen Erlebnisberichten können Anregungen für weitere Übungen gewonnen werden; dies ist jedoch kein zielorientiertes Gespräch, vielmehr soll eine nichtdirektive und verständnisvolle Gesprächsführung den Patienten bestätigen und eventuelle Widerstände gegen das vorangegangene Problemlöseangebot offenlegen. Durch die Zurückhaltung des Therapeuten in dieser Phase kann vermieden werden, daß der Therapeut insgesamt in der Sitzung zu sehr dominiert, und es wird auch verhindert, daß sich nach der mentalen Übung eine intellektuell-kritische Diskussion über die Inhalte des Mentalen Trainings entwickelt, wobei die Gefahr bestünde, daß der Patient in eine Ablehnungs- und der Therapeut in eine Befürworterrolle gerät.

Die Wiederholung des Mentalen Trainings als Hausaufgabe mittels Kassetten soll ein Überlernen ermöglichen, das dem Patienten später in der Realität hilft, die gewünschten Verhaltensweisen zeigen zu können, ohne lange überlegen und entscheiden zu müssen.
Ohne die Anwendung der mental trainierten Verhaltensweisen in der Realität wird der Fortschritt sehr begrenzt bleiben. Wie im Sport ist der Lernfortschritt durch die Kombination von mentalem und aktivem Training am größten. Nur die Anwendung in der Realität erlaubt dem Patienten die Erfahrungsbildung, die Voraussetzung ist für seine Verselbständigung in und außerhalb der Therapie. Am Beispiel der Mißerfolgsangst bei Kontaktaufnahme wird überdeutlich, daß einem vorbereitenden Mentalen Training der Schritt in soziale Situationen folgen muß und Kontaktversuche unternommen werden müssen, um das angestrebte Ziel zu erreichen und das Bedürfnis nach Bindung und/oder Geselligkeit befriedigen zu können.

Mentales Training erfolgt nicht immer in der genannten Abfolge von vier Abschnitten. Manchmal erfolgen die Abschnitte Konfrontation und Bewältigung mehrfach hintereinander. In der Phase der Informationssammlung, z.B., folgt auf die Konfrontation kein geplanter Bewältigungsabschnitt, vielmehr wird der Patient aufgefordert, auf die visuellen, kinästhetischen, akkustischen oder olfaktorischen Empfindungen seines Momentbildes einzugehen. Der Patient entwickelt kreativ innere Bilder, die sowohl zum Problemverständnis als auch zur Weiterentwicklung beitragen können.

Die Konfrontation kann auch sanfter, Schritt für Schritt geschehen, wenn dies die Bewältigung erleichtert (vgl. das Vorgehen von Erickson (Forster 1990) bei einem Patienten mit Angst vor dem Einstürzen hoher Gebäude: Erickson ermunterte zunächst den Patienten, sich nur in einer Schutzzone zu bewegen, die aber unter Berücksichtigung der Zeit, die dem Patienten beim Einstürzen eines Gebäudes zum Fortlaufen zur Verfügung bliebe, mehr und mehr verkleinert wurde).

In der *Generalisationsphase*, dem vierten Schritt bei der Anwendung Mentalen Trainings, wird die Anleitung und Führung durch den Therapeuten mehr und mehr zurückgenommen. Der Therapeut beschränkt sich schließlich auf die Vorgabe kritischer Ereignisse, ggf. eine indirekte Anleitung durch Fragen und die Bestätigung des Patienten und der von ihm imaginierten und formulierten Vorgehensweise zur Problemlösung.

Mentales Training ist keine Supertechnik, die isoliert gesehen und verwendet werden kann. Voraussetzung für ihren Erfolg ist die Beachtung von Bedingungen, wie sie auch für andere psychotherapeutische Maßnahmen gelten.

Die unspezifischen Wirkfaktoren erklären einen großen Teil eines jeden Therapieerfolgs, wie man aus Therapievergleichsuntersuchungen und aus den nachgewiesenen Erfolgen von Laien schließen kann. Die nichtspezifischen Wirkfaktoren kann man mit dem Placeboeffekt gleichsetzen, ohne daß darunter ein einzelner Wirkfaktor verstanden werden kann; nach Birbaumer (1982) gehören hierzu vor allem "Erwartungen des Patienten an den Therapeuten, Erwartungen des Therapeuten an den Klienten, das aktuelle Verhalten des Therapeuten, Sympathie und Antipathie zwischen Klient und Therapeut, die physikalische und soziale therapeutische Situation, Vorinformationen von Klient und Therapeut usw." (S. 300).

Aufgrund von Vergleichen mit Heilungsritualen in primitiven Kulturen nennt

Blaser (1982) vier Grundbedingungen für unspezifische Effekte:

1. **Die Entwicklung eines plausiblen Modells zur Erklärung der Problematik**
2. **Echtes Interesse für den Patienten**
3. **Die Förderung von Hoffnung beim Patienten**
4. **Verwendung von 'irgendwelchen' Techniken.**

Der erste Schritt des Mentalen Trainings (vgl. Abb. 6) ist identisch mit der ersten von Blaser genannten Grundbedingung.
Der letzte Abschnitt der mentalen Übung entspricht der dritten Grundbedingung bei Blaser.
Das Procedere des Mentalen Trainings erfüllt die vierte dieser Grundbedingungen.
Blasers zweite Grundbedingung beschreibt die therapeutische Beziehung und damit die Grundlage allen Handelns in der Psychotherapie. Der Grundstein für eine vertrauensvolle Beziehung wird vor der Anwendung mentaler Übungen in der Therapie gelegt, jedoch vermittelt auch die sinnvolle Verwendung Mentalen Trainings und dessen individuelle Ausgestaltung das Interesse des Therapeuten am Patienten.

Zur individuellen Gestaltung gehört auch die Erarbeitung und Vereinbarung therapeutischer Ziele, auf die mentale Übungen abzielen. Therapeutische Ziele müssen die *eigenen* Ziele des Patienten sein; er muß sie selbst erreichen wollen, und sie müssen wirklich zu ihm passen. Damit Ziele zu Herausforderungen werden können, und man beurteilen kann, ob man sich ihnen annähert, müssen sie konkretisiert werden. Je präziser Ziele formuliert werden, um so weniger wird sich der Patient selbst betrügen, um so effektiver werden die therapeutischen Bemühungen gestaltet werden können. Nach der Formulierung der Ziele müssen Prioritäten für kurz- und langfristige Ziele festgelegt werden. Erst danach sollten die Schritte im Hinblick auf jedes Ziel ausgewählt werden. Die Ziele und die dafür erforderlichen Schritte entscheiden über Einsatz und Ausgestaltung des Mentalen Trainings.

Im wesentlichen entspricht das hier beschriebene Konzept zur Arbeit mit Mentalem Training in der Psychotherapie den von Kanfer, Reinecker und

Schmelzer (1991) formulierten sechs Grundregeln ("Mottos") für das Selbstmanagement-Vorgehen:

1. **verhaltensorientiert denken**
2. **lösungsorientiert denken**
3. **positiv denken**
4. **in kleinen Schritten denken**
5. **flexibel denken**
6. **zukunftsorientiert denken.**

Probleme sollen nicht wie alltagssprachlich üblich als Eigenschaften oder Persönlichkeitsmerkmale, sondern vorrangig als Konsequenzen von Verhalten gesehen und verstanden werden.
Die Aufmerksamkeit sollte weniger auf die negativen Lebensaspekte und stattdessen mehr auf die Lösungsmöglichkeiten von Problemen gerichtet sein. Damit einhergehen sollte auch die optimistische Bewertung der Möglichkeiten des Patienten und seiner Veränderungen. Vernüftig angewandt erhöht positives Denken die Änderungsbereitschaft und fördert die Erfolgserwartung (vgl. realistische Erfolgsinduktion im Mentalen Training).
Das Vorgehen in kleinen Schritten macht Verhaltensänderungen und damit große Schritte auf Ziele in der Regel erst möglich.
Psychotherapie ist trotz aller Planung und Vorbereitung ein dynamischer Prozeß; die Lösung eines Problems ist nicht selten mit der Entstehung anderer Probleme verknüpft, insofern müssen Ziele und Wege immer wieder überprüft und ggf. modifiziert werden.
Der Blick sollte dabei in die Zukunft gerichtet sein und die erreichbaren Chancen fokussieren, statt das Mögliche durch die Fixierung auf die Vergangenheit zu verhindern. Dem Bedürfnis nach Einordnung eines Problems und der Erklärung seines Entstehens aus der Vergangenheit kann durchaus entsprochen und zum Aufbau der Motivation für die anstehenden Veränderungen genutzt werden.
Im Verlauf der Therapie geht es um Hilfestellung bei konkreten Problemen und um die Vermittlung allgemeiner Fähigkeiten, zukünftig selbständig mit Schwierigkeiten fertig zu werden. Die psychotherapeutische Literatur nennt hierzu viele Methoden, die sich auf unterschiedliche Ebenen menschlichen Verhaltens beziehen (z.B. Fliegel et al. 1989, Kanfer & Goldstein 1977,

Linden & Hautzinger 1981, Revenstorf 1983). Im Mentalen Training werden diese bekannten und bewährten Methoden in einer besonderen Ausgestaltung, in der Vorstellung und integriert in ein phantasiertes Geschehen verwandt, z.B. können in der Bewältigungsphase Formeln zur Anwendung kommen, wie sie im Autogenen Training benutzt werden und die der Patient innerlich für sich mehrmals wiederholt, bevor der Therapeut in der Geschichte fortfährt (zu Autosuggestionen vgl. z.B. Rauch 1990).

Das 4-Schritte-Vorgehen im Mentalen Training entspricht der Zielsetzung der Selbstmanagementtherapie: Endziel der Psychotherapie muß nach Kanfer (1973) die Selbststeuerung sein, d.h. daß sich der Patient eigenverantwortlich und unabhängig vom Therapeuten verhält. Die Arbeit mit Innenbildern in der Psychotherapie setzt keineswegs ein Abhängigkeitsverhältnis zwischen Patient und Therapeut voraus, wie es Vorurteile gegenüber der Hypnose vorgeben. Selbstmanagement und Hypnose muß kein Widerspruch sein; im Gegenteil zeigt Kossak (1990), daß verhaltenstherapeutische Methoden der Selbstkontrolle, wie Selbstbeobachtung, Stimuluskontrolle, Selbstverstärkung und Selbstbestrafung, bei vielen Störungen imaginativ eingeübt und angewandt werden können zugunsten schnellerer Therapiefortschritte.

Mentales Training braucht nicht immer eine ganze Therapiesitzung auszufüllen oder über mehrere Sitzungen hinweg angelegt zu sein. Unter Umständen genügt es, die Inhalte einer therapeutischen Besprechung anschließend in einem Mentalen Training noch einmal kurz zusammenzufassen und den Patienten so besser auf die Realität vorzubereiten. In der Arbeit mit Paaren, wenn vorrangig mit einem der Partner als Patienten gearbeitet werden muß, ist es z.B. hilfreich, daß der andere Partner auf die Veränderungen des Patienten vorbereitet wird und diese mittels Mentalem Training innerlich begleitet.

Therapeuten mit wenig Erfahrung sind leicht zu verunsichern, wenn ein Patient nicht in tiefe Trance fällt oder wenn die vorbereitete mentale Übung einen anderen Verlauf als erwartet nimmt. Die Patienten unterscheiden sich jedoch in ihrer Fähigkeit und in ihrem Vertrauen, in Trance zu gehen. Außerdem sind viele Vorteile des Mentalen Trainings auch nicht an einen veränderten Bewußtseinszustand gekoppelt.

In einem Fall von Trauertherapie konnte z.B. ein Patient eine in der Vorstellung induzierte Vorgehensweise nicht mitmachen, weil er sie als zu belastend empfand. Dennoch konfrontierte er sich mit dem Verlust, was trotz der Abweichung von der geplanten Imagination ausreichte, um bei der Trauerbewältigung einen Schritt voranzukommen. Auch war ein vom Therapeuten als hoffnungsvoll vorgeschlagener Satz am Ende der Übung für den Patienten insofern unpassend, als er es zu schwierig fand, diesen selbst zu verbalisieren. Aber das damit verbundene Gefühl konnte er dennoch in sich aufnehmen, was ausreichte, daß er sich eine vorher vermiedene Situation in der Realität zutraute. Die Vorüberlegungen des Therapeuten waren zwar richtig, aber offenbar war das Veränderungstempo dem Patienten nicht ganz angemessen; im Kontakt mit dem Patienten ließ sich das Vorgehen so modifizieren, daß er profitieren konnte.

In diesem Zusammenhang möchte ich Therapeuten ermuntern, innere Bilder, die von Patienten abweichend von geplanter Imagination angeboten werden, offen anzunehmen. Manchmal ist gerade das Zulassen, Entwickeln und Beschreiben individueller innerer Bilder die angemessene therapeutische Vorgehensweise. Wenn ein Einordnen und Verstehen der Schwierigkeiten des Patienten schwerfällt, läßt sich manchmal über das Erfassen der Gesamtheit und der Komplexität solch individueller Vorstellungsbilder Veränderung anregen - oft ohne ein bewußtes Verstehen der Ursache dieser Veränderung. Solches Vorgehen entspricht, sofern es reflektiert geschieht, der geforderten Flexibilität des Therapeuten und fördert den Rapport zum Patienten.
Diese freie Imagination rückt Mentales Training in die Nähe zum 'gelenkten Traum' nach Guillerey (1955). Der Patient schildert dort sehr genau, was er wie erlebt. Stößt er in seiner Vorstellung auf Hindernisse, gilt es, Möglichkeiten der Überwindung zu finden, wozu auch die vom Therapeuten induzierten Anregungen, z.B. das Gefühl der Erholung nach einer großen Anstrengung, beitragen (vgl. auch Katathymes Bilderleben (Leuner 1981), Psychoimagination (Shorr 1981), Wachtraumarbeit (Maass 1981, Epstein 1992) und die naturalistische Methode der Hypnokatharsis nach Rossi (Eberwein 1993).

Ein Vorteil des Mentalen Trainings ist, daß es sowohl einen festen Rahmen bietet, als auch Variationen zuläßt. Untersuchungen zur individuellen Passung von Therapien (Schulte 1991) zeigen, wie wichtig ein fester Rahmen v.a. im Hauptteil einer Therapie ist und daß Psychotherapie auch an Effektivität verlieren kann, wenn sich der Therapeut zu sehr nach den (spontanen) Themenstellungen des Patienten richtet. Die Arbeit mit Mentalem Training hilft dem Therapeuten, sich nicht (ständig) aus dem Konzept bringen zu lassen, und ermöglicht doch eine individuelle Behandlung.

4.1 Fehler bei der Durchführung des Mentalen Trainings

Bei Mentalem Training in der Psychotherapie können alle Fehler passieren, die in einem psychotherapeutischen Prozeß denkbar sind (die Nachbesprechung des im Kapitel 3.2 vorgestellten Falles hat z.B. die Gefahr der Abhängigkeit deutlich vor Augen geführt). Mentales Training ist nur ein Teil einer Therapie mit Fehlermöglichkeiten in der Beziehungsgestaltung, Diagnostik, Indikation und Durchführung des Mentalen Trainings.

Hier will ich mich auf den letzten Punkt beschränken und einige Fehler ansprechen, die ich häufig in Fortbildungsseminaren beobachten konnte:

1. **Das Mentale Training ist zu kurz**
2. **Die Handlungsanweisungen bleiben vage**
3. **Es mangelt an Redundanz**
4. **Es werden zu viele Probleme und Lösungen gleichzeitig aufgegriffen**
5. **Die Problemlösungen sind nicht patientenzentriert**
6. **Die Schilderung ist zu instruktiv**
7. **Es wird zu viel auf "positives Denken" vertraut**
8. **Den kleinen Hilfen und Schritten wird zu wenig Beachtung geschenkt**
9. **Mentales Training wird vom Therapeuten nur eingeschränkt für möglich gehalten**
10. **Der Patient erlebt sich nicht handelnd im Mentalen Training.**

Die Dauer der Ausführungszeit im Mentalen Training beeinflußt die Dauer der realen Ausführung. Bei psychischen Schwierigkeiten besteht die Gefahr, daß die Ausführung aufgrund von Fluchttendenzen beschleunigt wird, wodurch oft die Problemlösung erschwert wird. Das Mentale Training sollte also besonders bei solchen Punkten viel Zeit für die mentale Ausführung einräumen. Im folgenden Beispiel wird trotz Verbalisierung von Zeit und Ruhe ein schneller Vollzug wahrscheinlich sein, weil das Mentale Training zu kurz andauert und kein inneres Bild erzeugt für das Ausfüllen einer längeren Zeitspanne: ... Stellen Sie sich vor, wie Sie Ihre Partnerin in aller Ruhe streicheln. Sie lassen sich Zeit und Ihre Frau wird allmählich immer erregter. Sie ist erregt, und Sie führen den Penis ein ...

Die Handlungsanweisungen werden mit größerer Wahrscheinlichkeit in die Realität umgesetzt, wenn sie präzise sind, während vage Anweisungen zu Verwirrung führen können. Wenn nicht für alle Abschnitte einer Handlungssequenz Alternativen formuliert und als innere Bilder ausgeformt werden, ist damit zu rechnen, daß in der Realität das etablierte (Problem-)Verhalten spontan ausgeführt wird. Die Informationsvermittlung muß ausreichend redundant sein, damit dem Vergessen vorgebeugt wird und sich beim Patienten eine innere Vertrautheit einstellen kann, die ihm die Realisierung des Zielverhaltens erleichtern wird. (Davon zu unterscheiden sind Anregungen, die den Patienten auf einer weniger bewußten Ebene ansprechen bzw. emotional provozieren sollen).

Werden innerhalb eines Mentalen Trainings mehrere Problemthemen, z.B. die Partnerschaft und die Krebserkrankung, gleichzeitig angesprochen und muß sich der Patient mit verschiedenen Lösungsangeboten auseinandersetzen, z.B. verschiedenen Überlegungen zum gesunden Leben, Imagination vom Kampf gesunder gegen kranke Zellen und die Entwicklung größerer sozialer Kompetenz, wird er eher überfordert. Es ist dann damit zu rechnen, daß er einzelne Angebote nicht aufgreift, möglicherweise zeigt er sogar ein durch seine Verwirrung verursachtes Fehlverhalten.

Trotz guten Willens des Therapeuten leiten sich Handlungsanweisungen nicht selten von dessen eigenen Wunschvorstellungen oder von dem ab, was vermeintlich gang und gäbe sei. Mit solch unspezifischen Angeboten kann der Patient in der Regel wenig anfangen. In der Psychotherapie sollte er individuell angepaßte Lösungen finden. Z.B. mag es für viele eine schöne Vorstellung sein, sich auf den Abend allein zu Hause in der eigenen Wohnung zu freuen, nach deren Betreten das Fenster zu öffnen und die Abendluft zu genießen; für den Patienten, der Angst vor dem Alleinsein hat, ist es möglicherweise unvorstellbar, einen Abend allein zu *genießen*, und es wäre in diesem Fall wichtiger, einen ermutigenden Vorsatz beim Aufschließen der Wohnungstür zu wiederholen, sich mehrerer Gestaltungsmöglichkeiten zu versichern und sich selbst gegenüber anzuerkennen, daß man die Unruhe bereit ist auszuhalten.

So wichtig es ist, den Patienten rational anzuleiten und Hilfen systematisch und in kleinen Schritten anzubieten, so wenig sollte Mentales Training auf Instruktionen beschränkt bleiben, die auch im Dialog erfolgen können. Die Chance des Mentalen Trainings ist ja gerade, die Grenzen verbaler Instruktionen zu überwinden. In Trance ist es z.B. wesentlich leichter und ruft weniger Widerstand hervor als im Dialog, gleiche Aussagen häufiger zu wiederholen. Vergleiche, Geschichten und innere Bilder, die im Dialog nur kurz erwähnt werden, können im Mentalen Training ausformuliert, gestaltet werden, so daß der Patient in das Bild quasi hineintritt und dort agiert. Einem Patienten mit Urinierproblemen in öffentlichen Toiletten könnte z.B. neben der Aufforderung, die gefürchteten Orte aufzusuchen und dort durchzuhalten, auch wenn sich andere neben und hinter ihm wundern, die Imagination eines Regens auf einen Berggipfel und das Versickern des Wassers im Boden helfen, die Zeit und Gelassenheit zu vermitteln, die es manchmal braucht, bis Wasser unten aus der Quelle hervortritt. Dem Patienten sollte über das Vorstellen von Alternativen hinaus ein Verändern seiner 'inneren Realität' ermöglicht werden.

Mit positiven Suggestionen und Formulierungen im Sinne des Positiven Denkens wird manchmal zu viel gearbeitet und Schaden angerichtet. Zwar ist es wichtig, die Patienten positiv zu stimmen und von der Lösung der Probleme als Therapeut überzeugt zu sein. Aber positive Aussagen müssen für den Patienten stimmig sein; sie dürfen dem Patienten nur einen Schritt voraus sein, wenn sie ihn voranbringen sollen. Ansonsten distanziert sich der Patient möglicherweise innerlich davon und blockiert die Fortentwicklung. Wer z.B. unter Flugangst leidet, wird es sicher als großen Fortschritt erleben, wenn er ein Flugzeug betritt und dort bleibt. Am Ende des Flugs mag er sich sogar daran gewöhnt haben, trotzdem wird er froh sein, daß er heil angekommen ist und aussteigen darf. Dagegen geht die Suggestion zu weit, er werde sich im Flugzeug *freuen*, daß er die Reise unternommen hat. Patienten werden nach einem Mentalen Training in der Realität immer wieder vom leichten Gelingen ihres Unternehmens positiv überrascht und geraten sogar in Euphorie, dies wird durch einen vorsichtigen Umgang mit positiven Suggestionen keineswegs verhindert, es wird sogar wahrscheinlicher. Die unangemessene Suggestion wirkt unglaubhaft und verführt den Patienten dazu, dies zu "beweisen", indem er das Negative durch entsprechende Erwartungen "anstrebt". Oder der Patient verbucht eine weitere Enttäuschung, wenn ihm z.B. gegen die Angst vor einem Vortrag "rauschender Beifall" suggeriert wird, dies aber nie eintritt. Um gerade in Ermangelung großer Perspektiven die Ängste überwinden und Bedenken ausräumen helfen zu können, müssen Therapeuten die kleinen Stolpersteine aus dem Weg räumen. Erst einmal in Gang gekommen, läuft der Patient weiter. Bei einer Patientin mit multiplen Ängsten schien die Umsetzung des in der Therapie Erarbeiteten nicht zu gelingen: Sie wollte erstmals allein mit der Straßenbahn fahren, konnte aber nicht einsteigen, weil ihr plötzlich das Stempeln der Fahrkarte am Automaten im Inneren der Bahn als unüberwindliche Hürde erschien. Diese Automaten versagen hin und wieder ihren Dienst. Sie 'sah' sich nun vor solch einem Automaten hilflos und den Blicken der Leute ausgesetzt, die alle 'erkannten', daß sie unfähig war, Straßenbahn zu fahren. In diesem Fall habe ich an Ort und Stelle eine Hilfe gegeben, wie dies auch bei Imaginationsübungen immer wieder notwendig ist: Ich tauschte die ungestempelte Mehrfahrtenkarte der Patientin gegen eine, die bereits zweimal abgestempelt war. Dadurch erhielt die Patientin gegenüber Dritten einen 'Beweis', daß es im Falle des versagenden Automaten nicht an ihr liegen konnte. Diese kleine Hilfe war nicht die ganze Therapie, aber sie half ihr, eine selbst errichtete Hürde zu überwinden. In den Imaginationsübungen darf keineswegs davon ausgegangen werden, daß so einfache Handlungen, wie das Abstempeln einer Fahrkarte oder das Orientieren am Wegweiser einer großen Behörde keine besondere Beachtung und Hilfestellung bräuchten. Oft hilft gerade hier eine Ruhesuggestion und ein tiefer Atemzug neben der direkten Handlungsvorstellung, um dem Patienten die nötige Zeit für die Problemlösung zu verschaffen. Auf wiederkehrende Schwierigkeiten bereiten formelhafte Aussagen vor, so daß richtiges Handeln eher gelingen kann. Formeln sollten positiv formuliert sein, um keine negativen Assoziationen auszulösen. Eine Knotenschnur (ein Knoten für jedes Wiederholen der Formel) hilft beim täglichen Üben und fördert die Konzentration.

Viele Therapeuten vertrauen darauf, daß Instruktionen oder das verständnisvolle Gespräch den Patienten weiterhelfen, aber sie tun sich schwer damit, Mentales Training zur Unterstützung einzusetzen. Wenn die Anwendung von Mentalem Training im Sport zum Erwerb komplexer Bewegungen einleuchtet, dann sollte auch in der Psychotherapie überlegt werden, welchen Nutzen es für komplexe Alltagssituationen bringt. Mentales Training ist keine Therapie gegen Ängste, Zwänge, Süchte usw., aber es kann in der Psychotherapie bei allen Fragestellungen beitragen, kreative Lösungen zu finden oder gefundene Lösungen umsetzen zu helfen. Selbst bei Patienten mit psychotischer Vorgeschichte kann es wertvolle Dienste leisten, wenn z.B. sich wiederholende Situationen den Patienten überfordern. In der Vorstellungsübung kann viel besser als im Gespräch eine klare Struktur vorgegeben werden, die dem Patienten Entscheidungs- und Handlungssicherheit gibt. Problematisch für den Patienten ist weniger die angeleitete Imagination als vielmehr eine verwirrende Realität. Mentales Training fördert hier den Transfer für die im Gespräch und in Rollenspielen erarbeiteten Strukturen.

Hört sich der Patient das Mentale Training nur passiv an, ohne sich in der vermittelten Geschichte als Handelnder zu erleben, werden die Effekte auf Entspannung und kognitive Prozesse beschränkt bleiben. Ziel sollte es sein, daß der Patient nicht nur einem Geschehen innerlich zuschaut, sondern in dieses Geschehen handelnd eingreift. Für manche Patienten ist es erleichternd, wenn sie dieses Vorgehen an weniger konflikthaftem Material einüben, z.B. durch die Übung "Wohnung aufräumen" oder "Keller durchstöbern". Hilfreich kann auch das Erfragen von Einzelheiten sein, z.B. welche Kleidung der Patient trägt, wie die Umgebung aussieht, ob er den Boden spüren kann usw. Die Ich-Nähe wird durch das Ansprechen verschiedener Sinnesmodalitäten und durch Beachtung von Körpergefühlen, Umsetzung von Imagination in Bewegung, gefördert.
Kroger und Fezler (1976) bieten standardisierte Bild-Motive an, die die

Vorstellungsfähigkeit des Patienten trainieren sollen. Wichtig ist, daß jedes Bild alle fünf Sinne des Patienten anspricht, weil damit die Wahrscheinlichkeit für ein Neulernen und die Übertragung auf die Realität gefördert wird. Erst nach "neutralen" Motiven, wie Strand oder Berghütte, folgen störungsbezogene Imaginationen.

Auf der Bildebene kann sich auch Widerstand ausdrücken, z.B. durch blasse oder reduzierte Bilder, fehlende Affekte, Hindernisse, Gegenwind usw. Der Widerstand kann sich bis zur nächsten Sitzung und die Wiederholung des Themas auflösen. Er kann aber auch durch Ablenkung, wie eine andere Sicht oder neue Perspektive, umgangen oder durch besondere Hinwendung, Fokussierung/Körpergefühle, überwunden werden.

5 Theoretische Einordnung des Mentalen Trainings

Die unspezifischen Wirkfaktoren erklären einen großen Teil des Therapie-Erfolgs (vgl. Kap. 4). Ebenso sind emotionale Stimulation und Überfluten der Gefühle als zentrale Vorgehensweisen aus Heilansätzen primitiver Kulturen und vieler psychotherapeutischer Behandlungsansätze bekannt.
Nicht zuletzt sind Suggestion und Suggestibilität grundlegende kognitive Funktionen, die den Organismus in der Undurchschaubarkeit des Alltags handlungsfähig erhalten.
Einiges am Procedere des Mentalen Trainings erinnert an das Superlearning nach Lozanow (Ostrander, Ostrander & Schroeder 1980), dessen Ziel die Förderung der Informationsaufnahme und Lernbereitschaft ist. Dort wird Entspannung zur Reduzierung der Gehirnwellenfrequenz eingesetzt, was die menschliche Fähigkeit zur Informationsaufnahme optimiert. Die Information wird rhythmisch im 8-Sekunden-Takt dargeboten, was in etwa der Induktion der Inhalte des Mentalen Trainings mit vielen Pausen entspricht.
Mentales Training fördert gezielt, verbal-logisch und bewußt Verhalten bzw. Verhaltensänderungen, und es wirkt ebenso über den Körper nonverbal und imaginativ-global. Hier zeigt sich in einer Einzelmethode die Nähe und der Überlappungsbereich von Verhaltenstherapie und Hypnose.
In der Verhaltenstherapie werden psychische Störungen auf Konditionierungsprozesse zurückgeführt (Steiner 1988) und durch Prozesse des Neu- bzw. Umlernens in der Therapie wieder zu beseitigen versucht. Teilweise entspricht das Mentale Training den Methoden der verdeckten Konditionierung (Cautela 1967, 1970a, 1970b): Auf eine imaginierte Verhaltensweise erfolgt eine vorgestellte Konsequenz. Roth und Keßler (1979) haben diese

Verfahren überprüft und kritisch analysiert. Der verdeckten positiven Verstärkung bescheinigen sie zweifelsfreie therapeutische Wirksamkeit. Sie weisen jedoch Cautelas (1970a) theoretische Erklärung der Wirkungsweise, durch operantes Konditionieren, als unzutreffend zurück: Weder die Kontingenz noch die Kontiguität zwischen vorgestellter Verhaltensweise und Konsequenz erwiesen sich als notwendige Bedingung für den Therapieerfolg. Auch muß die Konsequenz für den Patienten keineswegs angenehm sein. Als wesentlicher Bestandteil erwies sich die vorgestellte Verhaltenssequenz, was Löschung (Exposition und Reaktionsverhinderung) als Erklärungsmodell nahelegt. Durch die nichtverstärkte Konfrontation mit dem konditionierten Auslöser wird die daran konditionierte Reaktion, z.B. Angst, gelöscht. Das die Löschung unterlaufende Vermeidungsverhalten wird durch die Konfrontation verhindert. Die Patienten lernen in der Therapie u.a., ihre Aufmerksamkeit bezüglich des phobischen Reizes zu steuern, d.h. ihre Aufmerksamkeit auf die angstbesetzte Vorstellung ausgerichtet zu halten.

Soll lediglich eine Angstreaktion gelöscht und ein Vermeidungsverhalten abgebaut werden, wäre demnach das klassische Konditionierungsmodell ausreichend. Um aber darüber hinaus die Valenz der Auslösereize zu ändern und Annäherungsverhalten zu fördern, sind m. E. weitergehende Interventionen, angenehme Vorstellungen, verdecktes Modellernen, verdeckte Übung usw., erforderlich.

Nach Kraiker (1991) "entsteht konditionierte Angst nur dann, wenn die entsprechenden Konditionierungsprozesse unter reduzierten und kontrollierten Stimulusbedingungen ablaufen, wobei eingeschränkte Motorik ein notwendiger zusätzlicher Faktor ist, und zwar aus zwei Gründen: erstens wird durch Bewegungen der Stimulus-Input natürlich selbst stark verändert und somit unkontrollierbar, zweitens hat motorische Aktivierung eine emotionshemmende Wirkung, so daß stabile konditionierte Angstreaktionen (zum Beispiel) nicht entstehen können. Auch bei der imaginativen Umkonditionierung (sei das nun eine Löschung, eine konditionierte Hemmung, eine Habituation oder sonst was) müssen diese Bedingungen erfüllt sein, und durch Hypnose können diese Bedingungen auf hervorragende Weise erfüllt werden." (Kraiker 1991, S. 194). Imagination ermöglicht jene Stimuluskontrolle, Bewegungseinschränkung, Ausschluß externer Stimuli und Fokussierung auf die Stimme des Therapeuten, wie sie bei (Neu)Konditionierungsprozessen (Handeln nach der Konfrontation) notwendig zu sein scheint.

In der Verhaltenstherapie wird der Person des Therapeuten keine außergewöhnliche Persönlichkeit zugeschrieben; kompetentes, nicht guruhaftes Verhalten wird erwartet. Deshalb ist für die Verhaltenstherapie die Transparenz in Diagnostik, Therapieplanung und Therapieprozeß charakteristisch.

Diese Transparenz hat jedoch ihre Grenzen dort, wo Veränderung durch das Bedürfnis des Patienten, Kontrolle aufrechtzuerhalten bzw. auszuüben, blockiert wird. Viele Interventionen auch in der Verhaltenstherapie, sei es Reizüberflutung oder Koitusverbot usw., zielen darauf ab, daß der Patient die Kontrolle aufgibt, ohne daß ihm dies immer so erklärt wird. Direkte therapeutische Anweisungen werden von den Patienten auch keineswegs immer befolgt; nicht selten provoziert gerade die Aufforderung zur Veränderung in einer bestimmten Richtung Reaktanz, was das Beharrungsvermögen des Patienten verstärkt. Hier kann die Verschleierung der Intention des Therapeuten und das Anbieten von Wahlmöglichkeiten zur Reaktanzvermeidung beitragen. Die hypnotherapeutische Vorgehensweise, z.B. mit individuell sich entwickelnden inneren Bildern oder das Erzählen von Geschichten anstelle von direkten Vorgaben, fördert die Kooperationsbereitschaft der Patienten. Mentales Training verträgt sich auch mit paradoxen Strategien, indem es z.B. Patienten mental Fortschritte machen läßt, die in der Realität vom Therapeuten noch 'untersagt' werden.
Der Schwerpunkt der Arbeit mit Mentalem Training liegt auf dem Bewältigungsabschnitt, dessen Wirkung auch mit der Theorie der Reaktionserwartungen erklärt werden kann:
Verhaltensänderungen erklärt Bandura (1982) mit systematischer Übung, also Erfahrungen zum Verhalten und zur Veränderung, und mit vermittelnden Kognitionen, Selbst-Wirksamkeits-Erwartungen, die durch die therapeutische Übung beeinflußt werden und deren Veränderung die Verhaltensänderung bewirkt. Im Mentalen Training können die Selbst-Wirksamkeits-Erwartungen so beeinflußt werden, daß das Vermeidungsverhalten seine Funktion verliert; der Patient kann sich auf eine Situation einlassen, wenn er erwartet, der Situation gewachsen zu sein und mehr noch, er verhält sich sicher, wenn er glaubt, die Situation meistern zu können. Zusätzlich wird das Ausmaß der Anstrengung und das Durchhalten angesichts widriger Umstände durch die Selbst-Wirksamkeits-Erwartungen beeinflußt, was zur Eliminierung des Vermeidungsverhaltens beiträgt.

Reaktionserwartungen können sich unabhängig von Reiz und Situation selbst erzeugen und bekräftigen; während z.B. die Erwartung eines Lottogewinns (Stimuluserwartung) das tatsächliche Ergebnis nicht beeinflussen kann, fördert z.B. eine Angst(reaktions)erwartung die Tendenz, daß solche Gefühle entstehen. Reaktionserwartungen können unwillkürliche Reaktionen erzeugen. Der Prototyp solcher Reaktionserwartungen ist der Placeboeffekt, durch den z.B. Schmerzen reduziert, Angst oder sexuelle Erregung ver-ändert werden können. Hypnoseeffekte sind von den durch die Patienten-Erwartungen erzeugten Effekte nicht zu trennen. Die Erwartung, daß man Hypnose-Erfahrungen machen wird und daß diese wertvoll sind, bewirkt, daß man sich in einer Art verhält, die das erwartete Verhalten zum Ziel hat. Insofern ist Hypnose zumindest ein Mittel, den wirkungsvollen Placeboeffekt einzuleiten. Nach Kirsch (1992) gehen die Wirkungen der Hypnose nur zum Teil auf die Suggestionen des Therapeuten zurück: Wer auf Hypnose reagiert, tut es auch entsprechend seinen Erwartungen. Die spezifischen Erwartungen können durch Informationen (Suggestionen), z.B. über das Vergessen bzw. Wiedererinnern aufgrund von Hypnose, verändert werden (vgl. Abb. 8).

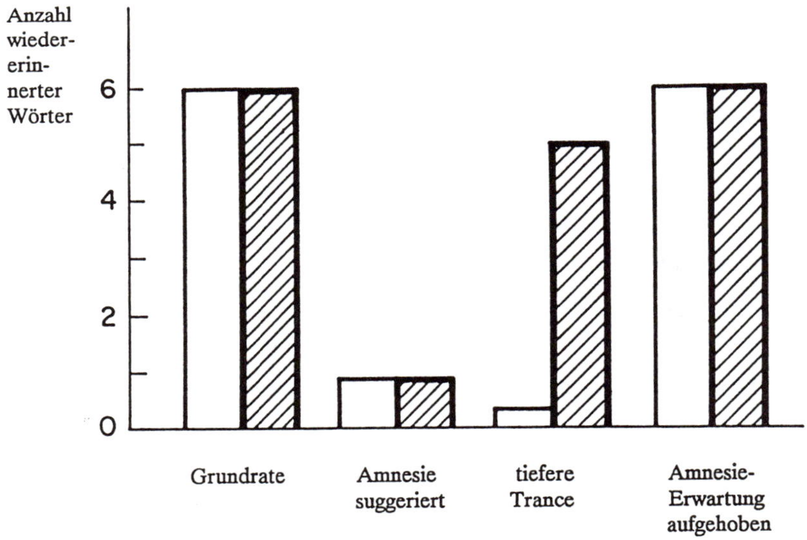

Abb. 8: Durchschnittliche Anzahl erinnerter Wörter als Funktion der erwartungsinduzierenden Information, wonach Hypnose Amnesie □ bzw. eine verbesserte Gedächtnisleistung ▨ bewirke (Kirsch 1992).

Trotz theoretischer Unzulänglichkeiten erscheint es in der Praxis immer wieder notwendig, vom Bewußtsein als einer wertenden und kontrollierenden Instanz auszugehen. Aus therapeutischen Gründen kann es notwendig sein, diese Instanz zu umgehen. Hypnose als ein Bewußtseinszustand, in dem Wahrnehmen, Denken und Fühlen verändert ablaufen, scheint hier Zugänge zu ermöglichen.
Hypnose bzw. Trance ist zwar kein ungewöhnlicher Sonderzustand, wie wir aus Momenten der Faszination oder des Traums alle wissen, aber er ist doch auf der physiologischen Ebene von Wach- wie Schlafzustand zu unterscheiden. Trotzdem gelingt auch auf dieser physiologischen Ebene keine eindeutige Charakterisierung. Hypnose ruft eine Vielzahl körperlicher Veränderungen hervor, die bei beruhigenden Suggestionen auf einer Dämpfung des sympatischen Nervensystems beruhen und dem Reaktionsmuster bei Streß entgegengesetzt sind, vergleichbar den Effekten von Entspannung. Hypnose kann aber nicht mit Entspannung gleichgesetzt werden. Beide Zustände unterscheiden sich zwar nicht auf der körperlichen Ebene; aber das therapeutische Ziel bei der Arbeit mit Hypnose ist i.d.R. nicht das Entspanntsein, sondern das Verändern der 'inneren Realität', also das Aufgehen des Erlebens in Vorstellungen, die keineswegs immer beruhigenden Charakter besitzen. Zu den Veränderungen unter Hypnose gibt es viele empirische Belege, ebenso zu Effekten wie Leistungssteigerung, Schmerzveränderung und Angstbewältigung (Bongartz & Bongartz 1988, Kossak 1989).
Die Verarbeitung von Empfindungen erfolgt in Hypnose anders und separat von der bewußten Verarbeitung, wie z.B. Vergleiche zwischen Streßimmunisierung und hypnotischer Analgesie bei Eiswassertests zeigen konnten (Revenstorf 1990). Theoretisch legt dies zwei teilweise voneinander getrennte Informationsverarbeitungssysteme im Organismus nahe (Revenstorf 1990). Erfahrungen werden danach im Menschen mehrfach repräsentiert; von der bewußten Wahrnehmung, Verarbeitung und Speicherung ist die unterschwellige Wahrnehmung und die nonverbale Repräsentation zu unterscheiden. Beim Gedächtnis ist zwar der Kurzzeitspeicher, aber nur ein Teil des Langzeitspeichers dem Bewußtsein zugänglich (vgl. Abb. 9). Der andere Teil des Langzeitspeichers bleibt unbewußt, regelt und kontrolliert körperliche und Verhaltensvorgänge, auf die es bei therapeutischer Notwendigkeit unter Umgehung des Bewußtseins einzuwirken gilt.

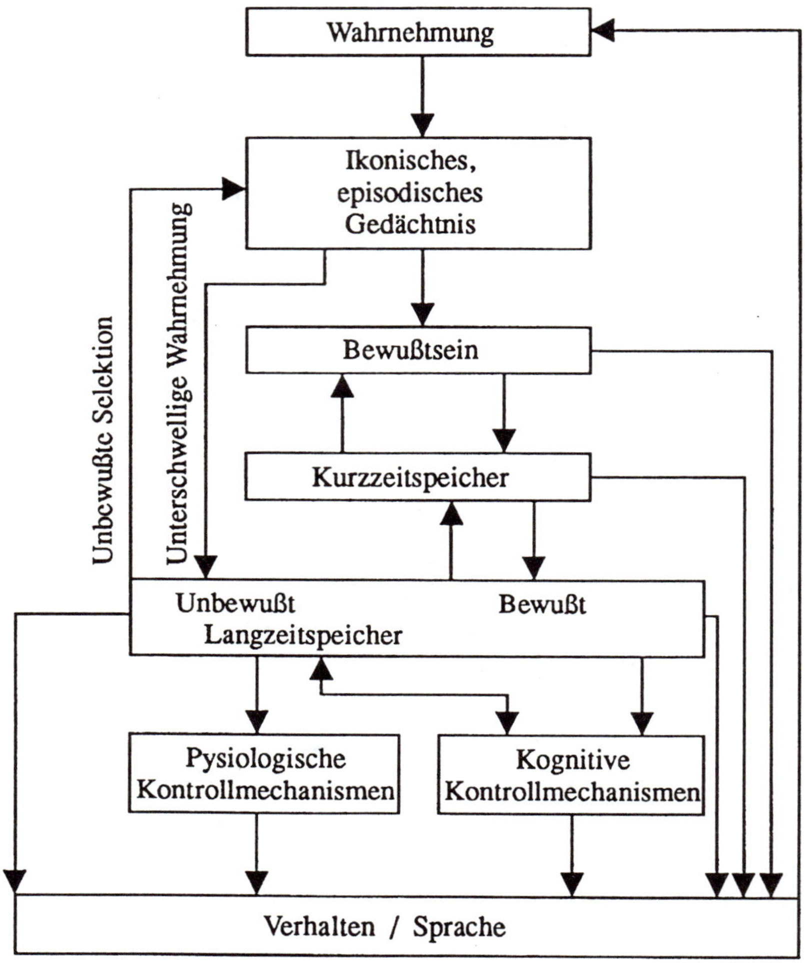

Abb. 9: Unbewußter und bewußter Informationsfluß (nach Revenstorf 1993)

Nach Revenstorf (1991) benutzen Verhaltenstherapie und Hypnose teilweise die gleichen Mittel. "Sie ergänzen sich, indem sie unterschiedliche Möglichkeiten der Veränderung mobilisieren. Sie setzen aber unterschiedliche Fertigkeiten beim Therapeuten voraus; das betrifft v.a. die Beachtung der verbalen und nonverbalen Kommunikation und die direkte und indirekte Nutzung der Sprache. Manche Probleme lassen sich direkt in einem nor-malen Kontext, andere besser und einfacher indirekt in einem veränderten Kontext angehen. Eine eindeutige Indikation dafür ist bisher nicht beschrieben worden" (Revenstorf 1991, S. 222).

Die Vorteile der Methodenkombination hat Kossak (1989) benannt:

Hypnose

- ☐ ergänzt die verhaltenstherapeutische Diagnostik durch 'ganzheitliche Beschreibungen' von Ereignissen und Situationen
- ☐ sie erleichtert manchen Patienten den Zugang zu Gefühlen und Körpervorgängen
- ☐ sie erlaubt das Agieren in Situationen, die real nicht oder nicht ohne negative Auswirkungen herbeigeführt werden können.

Ein überlegtes Kombinieren und Anpassen verschiedener Methoden ist notwendig für eine ganzheitliche Intervention bei multifaktoriell bedingten Störungen. Die Abbildung 10 stellt in diesem Sinn eine Übersicht dar über therapeutische Ansatzpunkte einer Breitbandpsychotherapie, wie sie wohl für komplexe Störungsbilder unabdingbar ist. Das Mentale Training kann in vielen der hier aufgezeigten Ansatzpunkte zur Anwendung kommen.

	ursächlich	symptomatisch	unspezifisch
Körper		Entspannungs-Training	Mentales Training (MT)
Verhalten	MT, Rollenspiel	Arbeitsplan, Gespräch	
Emotion		MT	Freizeitplan
Kognition	Gespräch, MT		
Selbstbild	MT		
Sozial			Gespräch, Freizeitplan

Abb. 10: Therapeutische Ansatzpunkte bei multifaktoriell bedingten Störungen; angewendet auf die 1. Therapie-Phase des im Kapitel 3.2 geschilderten Falles.

Der in Kapitel 3.2 vorgestellte Patient lernte in der ersten Therapie-Phase bis zum Abschluß aller Prüfungen in den von mir als *ursächlich* eingestuften Interventionen, seine Verhaltensdefizite zu überwinden (Rollenspiel und MT), blockierende Kognitionen zu verändern (Gespräch und MT) und ein positives Selbstbild zu entwickeln (MT). Als *symptomatische* Interventionen stufe ich das Entspannungstraining, die Arbeitsplanung, das Gespräch und das Mentale Training zum Prüfungsvorgang ein. *Unspezifische* Effekte ergaben sich im Mentalen Training zur Körperstabilisierung, durch die Freizeitplanung für das emotionale Befinden und für soziale Kontakte und über das Gespräch für die relevanten Sozialbeziehungen.

Mentales Training kann Systematik, aber auch Kreativität bei Patienten fördern; beides kann jeweils im Einzelfall für den Behandlungserfolg ausschlaggebend sein. Der Therapeut hat eine anleitende Funktion, aber keineswegs ist er es, der die Therapie macht. Trotz der Lösungsorientierung im Mentalen Training ist der Therapeut kein Alleswisser. Es muß sein Ziel sein, den Patienten zu befähigen, sich selbst zu helfen zu können.

Durch innere Bilder ist immer wieder möglich, was trotz Vorsatz oder Übung nicht gelingen will, z.B. auf Alkohol zu verzichten oder bei einer Agoraphobie wieder nach draußen zu gehen und Straßenbahn zu fahren. Durch die hypnotische Induktion und die damit einhergehenden Wahrnehmungen wird möglicherweise eine "kognitive Fluktuation" (Revenstorf 1990, S. 97) ausgelöst, wodurch gewohnte Schemata verlassen und neue Lösungen vom Patienten selbst gefunden werden können.
Solche Selbstorganisationsprozesse sind für unterschiedliche biologische, physikalische und chemische Systeme gefunden worden und werden auch zur Erklärung der Wirkung von Hypnose herangezogen (Kruse & Gheorghiu 1992, Revenstorf 1990).
Die Schema-Theorie, nach Grawe (1987) "eine allgemeine Vorstellung vom Funktionieren des Menschen" (S. 42), ermöglicht eine Integration verschiedener psychotherapeutischer Methoden und verspricht einen Orientierungsrahmen für Psychotherapeuten zur Strukturierung ihres komplexen Tätigkeitsfeldes. Mentales Training wird hier als fachliche Kompetenz (therapeutische Heuristik) des Therapeuten seinen Platz finden können, indem es dazu

beiträgt, "Prozesse der reflektierenden Abstraktion beim Klienten anzuregen und zu fördern" (a.a.O. S. 46), "den Einfluß negativer emotionaler Schemata auf das psychische Geschehen abzuschwächen" (a.a.O. S. 55) und "die Fähigkeiten des Klienten zur Realisierung seiner Ziele" (a.a.O. S. 56) zu verbessern.

Die Wiederentdeckung anderer Bewußtseinszustände für die Psychotherapie und die Möglichkeit der empirisch fundierten Integration verschiedener psychotherapeutischer Vorgehensweisen weckt Hoffnungen auf weitere Möglichkeiten. Psychotherapie wird praktizierte Psychologie, die dem Patienten hilft, sich selbst zu helfen und sich im Sinne seiner eigenen Ziele weiterzuentwickeln. Die Arbeit mit anderen Bewußtseinszuständen stellt möglicherweise eine kreative Kraft des Patienten zur Bewältigung von Krisen und Krankheiten dar. Es besteht die Hoffnung, daß die Grenzen des Alltagsdenkens überschritten und Lösungen ganzheitlich möglich werden.

Mentales Training ist, ganz nüchtern betrachtet, eine Standardmethode zur Problembewältigung, die auch in finanziell schwierigeren Zeiten Zukunft haben wird: Mentales Training läßt sich nicht nur zur Selbsthilfe und in der Einzeltherapie anwenden, sondern auch in Gruppen und im Rahmen fortschrittlicher Konzepte zur Intensivtherapie, wie sie zur effizienteren Behandlung bei Ängsten, chronischen Erkrankungen und Süchten vorgeschlagen werden (Christmann 1993).

6 Beispielhafte Anwendungen

Die folgenden Beispiele sollen Anregungen bieten für den Einsatz Mentalen Trainings in der Psychotherapie. Es sind Ausschnitte aus therapeutischen Sitzungen und Zusammenfassungen, die abgeleitet sind von Interventionen bei einzelnen Patienten. Manche Patienten bevorzugen die Formulierung des Mentalen Trainings in der ersten Person; dies liegt dann besonders nahe, wenn es wichtig ist, daß eine bestimmte Übung häufig wiederholt wird und wenn der Eigenanteil an der Veränderung betont werden soll. Manchmal ist es aber auch angebracht, einen Abstand zum Gespräch und zur rationalen Auseinandersetzung zu schaffen, was durch die Formulierung in der Du-Form erleichtert wird. Ausdrücklich wird vor dem Mißverständnis gewarnt, eine solche Kurzbeschreibung sei die Problemlösung. Als Mentales Training in der Therapie müßten diese Beispiele individuell ausformuliert werden, und keineswegs könnte es bei einer einzigen Sitzung bleiben. Wie eine solche Sitzung aufgebaut und innerhalb eines Therapieprozesses platziert wird, war im Kapitel 3.2 beschrieben worden. In der mündlichen Darbietung wird i.d.R. anders formuliert und konnatiert als bei schriftlicher Ausarbeitung. Fruchtbare Anregungen finden sich auch bei Peter, Kraiker und Revenstorf (1991), z.B. als Vorbereitung zur Angstkonfrontation in vivo bei Agoraphobie (Kraiker 1991) und zur Selbstbildveränderung durch Vorstellungen von Kompetenz und Kompetenztransfer in relevante Situationen (Bongartz 1991).

Ein hervorstechendes Problem bei Veränderungswünschen ist die Erwartungsangst. Erwartungsängste stellen oft den Knackpunkt in der Therapie dar. Sie verhindern vielfach das Ausprobieren und damit die Erfahrung, die eine Weiterentwicklung ermöglicht. Gegen Erwartungsängste gibt es wenig therapeutische Möglichkeiten, das Mentale Training ist hierfür oft die bedeutsamste Hilfestellung.

6.1 Angst vor Kontaktaufnahme zum anderen Geschlecht (Patient, 29 Jahre)

... beobachten Sie eine Frau, die allein zum Strand kommt. Sie hat nur wenige Strandutensilien bei sich, vielleicht ist sie allein. Sie legt sich auf ein Badetuch in die Sonne. Sie könnte zu Ihnen passen. Sie hätten gern Kontakt zu ihr. Der Gedanke daran läßt Ihr Herz stärker schlagen; Sie werden unruhig, die Hände feucht. Sofort sind wieder Zweifel da. Sie befürchten, daß Sie sich ungeschickt anstellen und eine Abfuhr erhalten. Vielleicht kennt sie doch jemanden, der nur nicht anwesend ist. So vermiesen Sie sich alles ganz schnell. Sie wissen, wie es weitergehen wird - am Ende haben Sie den Tag mit Grübeln und Selbstmitleid vertan. Denken Sie auch daran, wenn diese Frau im Urlaub Kontakt sucht und hier heute den ganzen Tag allein bleibt, wird sie morgen vielleicht gar nicht mehr hierher kommen. Es macht ihr dann keinen Spaß hier, und sie wird etwas anderes suchen. Heute, hier müssen Sie sie ansprechen. Jetzt müssen Sie etwas unternehmen. Was Sie riskieren, wenn Sie keinen Erfolg haben, ist, daß Sie am Abend allein sind; aber allein sind Sie auch, wenn Sie nichts unternehmen. Sie haben nichts zu verlieren - Ihr Herzklopfen werden Sie überstehen. Nehmen Sie Ihren Mut zusammen, trauen Sie sich etwas zu. Nehmen Sie Ihr Strandzeug und gehen Sie zu ihr. Buddeln Sie z.B. in ihrer Nähe ein Loch so groß, daß sich zwei hineinlegen können. So nähern Sie sich ihr langsam an. Dabei wird auch mal etwas Sand zu ihr wehen. Sie entschuldigen sich und entschädigen sie, indem Sie für Sie beide etwas Kühles zu trinken holen. Es ist wohltuend, in der Hitze etwas Kühles zu trinken. Sie wird es wohl annehmen und Sie trinken gemeinsam. Mehr sollte nicht Ihre Absicht sein, als daß Sie freundlich mit ihr Kontakt aufnehmen. Vergessen Sie Ihre Heiratswünsche! An diesem Nachmittag am Strand mit einer sympatischen Frau zu plaudern, ist ein Riesenerfolg. Öffnen Sie sich ganz für die Empfindungen des Augenblicks ...

6.2 Lampenfieber vor einem öffentlichen Vortrag (Patient, 43 Jahre)

... Auf dem Weg zum Vortragssaal selbst erinnern Sie sich noch einmal, wie Sie am Vorabend das Manuskript zufrieden beiseite gelegt haben. Dann betreten Sie mit einem inneren "Ja" den Saal. Sie haben sich gut vorbereitet. Und Sie werden, wie Ruth Cohn es empfiehlt, einen Ausgleich anstreben zwischen sich, der Gruppe und dem Thema. Sie gehören dazu, Ihre Bedürfnisse sind berechtigt. Zuerst werden Sie sich auf dem Podium so einrichten, daß Ihnen die Handhabung von Mikrophon, Folien und Zeigestock vertraut ist. Sie bleiben zunächst ganz bei diesen Handlungen. Dann geht es darum, die innere Streßsituation zu bearbeiten. Wenn jetzt auch Ihr Herz klopft, der Mund trocken ist, im Hals ein Kloß, vielleicht fühlen Sie sich wie vor einer schweren Krankheit, nehmen Sie das im Moment als gegeben hin. Was Sie zu sagen haben, ist dennoch wert, daß Sie es vortragen. Kämpfen Sie nicht gegen diese Gefühle an, befehlen Sie sich keine innere Ruhe! Jetzt haben Sie vielmehr sogar die Zeit, sich diesem Unbehagen zu stellen. Erfassen Sie es. Durchleben Sie es für eine Weile bewußt - und es wird seine Drohgebärde verlieren. Halten Sie noch ein bißchen aus, bevor Sie weitermachen ...

6.3 Schreibkrampf (Patientin, 39 Jahre)

... und konzentrieren Sie sich ganz auf dieses beschwingte Gefühl beim Tanzen, wenn Sie so flirten. Gehen Sie wieder ganz auf in Unbefangenheit und Glück. Und Sie genießen es noch, wenn Sie sich von den anderen verabschieden - die Gefühle halten an. Empfinden Sie diese Unbefangenheit und Beschwingtheit jetzt, und genießen Sie sie noch für sich allein.

Während Sie so stark und sicher sind, begeben Sie sich an Ihren Arbeitsplatz in der Bank. Gehen Sie an den Schalter, und tun Sie im Gefühl der Stärke und Unbefangenheit Ihre Arbeit, sehen Sie sich selbst, wie Sie beschwingt schreiben. Und gehen Sie auch hier vor den Kunden wieder ganz auf in den Gefühlen der Unbefangenheit und des Glücks. Und lassen Sie dies noch nachwirken, wenn Sie ein Papier unterschrieben haben und es einem Kunden aushändigen ...

6.4 Allgemeine Problemlösung (Patient, 40 Jahre)

.. und nun besinne Dich auf Dein Problem bzw. auf die Angewohnheit, die Du verändern möchtest...
Welches ist Dein Ziel der Veränderung?

Sieh dieses Ziel nun als eine Zielscheibe in einiger Entfernung von Dir. Du selbst hälst in Deinen Händen Pfeil und Bogen. Spür Deine Füße, wie sie fest auf dem Boden stehen. Halte den Bogen mit der einen Hand und lege mit der anderen den Pfeil auf. Spüre das Pfeilende auf der Bogensaite und erlebe die Stärke Deiner Muskeln, während Du den Bogen spannst.
Sieh Dein Ziel klar und deutlich vor Dir, beachte die Pfeilspitze, die genau auf das Ziel zeigt. Jetzt ist der Bogen bis zur Grenze gespannt, der Pfeil genau ausgerichtet. Spüre die Energie in diesem Augenblick in Deiner sicheren Haltung. Alles, was Du noch tun mußt, ist, den Pfeil loszulassen, damit er durch diese Energie ins Ziel getragen wird.
Nimm jetzt wahr, wie dieses Loslassen die ganze dynamische Kraft freisetzt - unmittelbar jetzt!
Du hast den Pfeil abgeschossen und verfolgst seinen Flug: absolut sicher in seiner Richtung. Für den Pfeil existiert nur das Ziel, keine Ablenkung, keine Umwege. Auf perfekte Weise fliegt der Pfeil auf sein Ziel zu und trifft dort ins Zentrum; zitternd, nachschwingend bleibt er im Ziel stekken.

Schieße ruhig und sicher noch einige Pfeile auf Dein Ziel ab und erlebe Dich dabei voller zielgerichteter und konzentrierter Kraft...

Du siehst Dich, wie Du diese Übung täglich ausführst und wie sich in Dir der Gedanke ausbreitet: Es geht mir in dieser Hinsicht von Tag zu Tag besser und besser...

Und nun siehst Du Dich am Ziel; Du siehst und erlebst Dich verändert, wie Du es Dir gewünscht hast. Betrachte Dich nach der Veränderung von allen Seiten. Wie verhälst Du Dich...

6.5 Gedächtnistraining (Patient, 74 Jahre)

... Sie zählen im Geist die zu besorgenden Gegenstände...
Wieviele sind es?...
Entscheiden Sie sich, in welcher Reihenfolge Sie sie in welchen Geschäften kaufen wollen.
Nun stellen Sie sich vor, wie Sie immer zwei davon neben einander auf eine Tafel schreiben, so wie Sie sie der Reihe nach im Geschäft einkaufen werden.
Danach machen Sie zu jedem dieser Paare ein Bild, z.B. eine mit Schuhcreme verschmutzte Zeitung, das Hundefutter in der Quarkpackung usw.

Nun nehmen Sie Einkaufstaschen und Geld und visualisieren beim Verlassen der Wohnung noch einmal die vier Bilder zu den acht zu besorgenden Gegenständen.

Im ersten Geschäft sagen Sie sich innerlich die Anzahl der Dinge, die Sie hier kaufen wollen. Dann suchen Sie alles zusammen.
Bevor Sie zur Kasse gehen, zählen Sie und vergewissern Sie sich, ob Sie alle Dinge im Einkaufswagen haben.

Und dann in aller Ruhe ein Blick über die Regale, ob Sie noch etwas entdecken, was Sie von hier gebrauchen könnten, obwohl es nicht auf Ihrer Einkaufsliste stand.

Dann entscheiden Sie sich, den Einkauf hier zu beenden, und schreiten zur Kasse.

Beim Verlassen des Geschäfts visualisieren Sie wieder Ihre vier Bilder.
Welche davon können Sie jetzt von der Tafel löschen?
Welche Bilder bleiben übrig?
Visualisieren Sie jetzt die Tafel mit den restlichen Bildern.

Wohin führt der Weg als nächstes?...

6.6 Unerfüllter Kinderwunsch (Patientin, 40 Jahre)

... Beschreiben Sie mir jetzt Ihr Kind, wie Sie es immer wieder vor sich sahen. Sehen Sie es jetzt wieder vor sich? Haben Sie es auf dem Arm? Dieses Kind ist eine Phantasie - es wird nie Wirklichkeit werden. Verabschieden Sie sich von Ihrem Wunschkind. Teilen Sie ihm all Ihre Enttäuschung und Ihre Trauer mit. Aber sagen Sie ihm auch, fest und bestimmt, daß Sie es nicht haben können, daß es verschwinden muß. Nehmen Sie alle Kraft zusammen und ziehen Sie einen Schlußstrich. Sagen Sie ihm "Lebewohl", schicken Sie es aus der Wohnung und schließen Sie dann hinter ihm die Wohnungstür ab.
Sie bleiben allein in der Wohnung zurück. Bleiben Sie ganz in diesem Augenblick. Die leere Wohnung, Sie ganz allein. Wo spüren Sie Ihren Körper? Was empfinden Sie in diesem Moment des Alleinseins wo in Ihrem Körper?
Sie schreiben nun allen, daß Sie von nun an kein Kind mehr planen wollen. Stellen Sie sich vor, wie sich Ihr Mann entlastet fühlt. Empfinden Sie auch die Enttäuschung Ihrer Eltern. Halten Sie die Gefühle der Minderwertigkeit gegenüber Ihrer Schwester aus ...

Stellen Sie sich nun vor, wie Sie es guten Freunden und Kollegen mitteilen. Auch den Müttern kleiner Kinder ...

Jetzt fängt wieder ein neuer Lebensabschnitt für Sie an. Es wird nicht einfach für Sie werden. Aber so wie der unermeßliche Schmerz eines gestorbenen Kindes von der leiblichen Mutter überwunden wird und diese nach Jahren der Trauer akzeptiert, daß ihr Kind gestorben, verloren ist, so akzeptieren Sie, daß Ihr Wunschkind verloren ist und Sie jetzt kein Kind bekommen werden. Nehmen Sie sich, wie die leibliche Mutter, auch die Zeit, die Sie dafür brauchen. Trauer braucht Zeit; bleiben Sie ganz bei Ihrer Trauer ...

Beenden Sie diese Übung erst, wenn Sie spüren, daß sich der Körper beruhigt, daß Ihre Gefühle abebben, daß das Bild verblaßt, ohne daß Sie davor ausweichen ...

6.7 Schwere Gesundheitsprobleme (Patient, 52 Jahre)

... Immer wieder kommen Tage, an denen mich Angst und Verzweiflung beherrschen. Nichts scheint mir mehr möglich. Die Welt zerbricht für mich. Jeder Glaube an Wiedergenesung, an mich selbst ist verloren. Nur noch Finsternis, Angst und Resignation. Ich will nicht mehr.
Aber wenn ich auch verzweifle, ohne Glauben bin, so ist doch noch nichts zu Ende. Ich weiß, daß ich schwer krank bin. Aber Krankheit ist ein Prozeß, an dem viele Faktoren beteiligt sind. Wenn ich mir meine Genesung eindeutig zum Ziel setze, ergeben sich Möglichkeiten zur Veränderung dieses Prozesses. Es wird immer wieder neue Möglichkeiten geben ...
Dieses Ziel will ich konsequent anstreben. Ich will mir selbst eine Zukunft geben. Durch meine Gedanken erbaue ich mir eine positive Zukunft. In meinen Vorstellungen kann ich eine Zukunft erleben, in der ich Freude und Zufriedenheit empfinden kann.
Durch meine Gedanken stärke ich meine Abwehrarmada. Mit jedem Atemzug in das kranke Gewebe rücken neue, unverbrauchte, starke Kämpfer gegen die kranken Zellen vor ...

6.8 Chronische Schmerzen (Patientin, 59 Jahre)

... die dröhnenden, stechenden Schmerzen sind wieder da. Ich nehme sie zur Kenntnis. Aber ich stelle ihnen den Fakir in mir zur Seite.
Ich begebe mich wieder an meinen Ort der Gesundung und der Kraft. Ich begebe mich an meinen Strand, wo ich mich von Meeresrauschen und frischer Brise so vollständig einnehmen lasse, daß mich diese "Presslufthämmer" nur noch von ferne erreichen. Und mit der Gewißheit, daß auch diese "Baustelle" fertig werden wird und danach alles um so schöner und ruhiger sein wird, alles wird schön und ruhig, entferne ich mich mehr und mehr, weiter und weiter entfernt. Bald fühle ich mich weit entfernt, wie auf einer Insel. Und alles Hämmern und Stechen ist weit weg, weit weg auf dem Festland. Ich bin fast nur noch umgeben vom Brausen der Wellen, ich fühle den Wind auf meiner Haut und in meinen Haaren, ich rieche das Meer und schmecke die Gischt. Alles andere ist weit, weit weg ...

6.9 Vergewaltigung (Patientin, 34 Jahre)

... Sie sehen den Mann wieder vor Ihrer Tür stehen, freundlich bitten Sie ihn herein. Alles geht wieder ganz schnell. Und Sie spüren wieder diese Angst und dann das Ekelgefühl.
Schreien Sie jetzt alles aus sich heraus. Nehmen Sie ein Kissen und schlagen Sie damit um sich. Hauen Sie fest zu. Schreien und schlagen Sie Ihren Haß heraus.
Nehmen Sie jetzt ein großes Blatt Papier und malen Sie diesen Haß. Malen sie Ihre Wut und Ihren Ärger. Zeichnen Sie, wonach Ihnen jetzt zumute ist. Was würden Sie am liebsten tun? Was sollte geschehen? ...
Schreiben Sie es jetzt auch nieder. Formulieren Sie Ihre Gedanken. Schreiben Sie auf, was Ihnen einfällt. Benennen Sie alle Gefühle, wie sie kommen. Ohne Rücksicht. Bringen Sie alles zu Papier ...

Und jetzt nichts wie unter die Dusche, spülen Sie alles von sich ab, alles muß weg, alles muß runter. Bis Sie wieder ganz sauber sind, wieder befreit ...
Tun Sie Ihrem Körper etwas Gutes, streichen Sie leicht über die Haut und entspannen Sie dabei, mehr und mehr ...
Jetzt ist es vorüber. Sie haben es hinter sich. Sie haben es geschafft. Ruhe kehrt wieder ein. Sie sind befreit. Eine böse Erfahrung hinter sich gelassen. Sie sind stärker. Sie haben gewonnen. Und Sie ziehen sich so an, daß Sie sich wohl fühlen. Und mit jedem Kleidungsstück, das Sie auswählen und anziehen, tritt die Erinnerung zurück und verblaßt, wird blasser und blasser. Sie schminken sich, so daß Sie sich gut fühlen und die Gedanken in die Zukunft reichen ...

6.10 Trauer (Patientin, 34 Jahre)

... Jetzt denken Sie daran, daß vorgestern Ihr Vater gestorben ist. Und gehen Sie dann die letzte Woche im Geiste noch einmal durch.
Erleben Sie wieder den Dienstag: Wie fühlten Sie sich? Wie erlebten Sie den Vater?

Erleben Sie den Mittwoch mit Ihren Hoffnungen und Befürchtungen. Wie sind Sie am Donnerstag Ihrem Vater begegnet? Sehen Sie ihn an, spüren Sie seine Hand und hören Sie seine Stimme.
Freitag: Empfinden Sie den Kuß bei der Verabschiedung; wie fühlt sich seine Haut heute an? Werden Sie Ihren Vater innerlich abgeben können?
Samstag: Geht das Leben weiter?
Sonntag: Gibt es noch einen Kontakt zum Vater? Gilt Ihre Hoffnung ihm?
Montag: Sie finden den Vater nicht mehr vor, das Bett ist weg, niemand hat Sie informiert.
Plötzlich sind Sie allein. Es ist etwas unwiderruflich zu Ende gegangen. Ein Halt ist Ihnen jetzt genommen. Trauern Sie um diesen Verlust. Sie haben viel mehr verloren als einen alten Vater. Sie haben viel verloren, weinen Sie. Alles ist jetzt voll Trauer. Kein Raum, keine Zeit - nur Trauer und Verlust.

Versuchen Sie jetzt innerlich zu sich zu sagen: Ich habe ihn nicht hergeben wollen, aber ich habe ihn verloren.
Und dann sehen Sie sich morgen, wie Sie bis dahin bereit sein werden, ihn zu verabschieden. Sehen Sie, wie Sie zur Beerdigung gehen, voller Trauer, aber mit der Gewißheit, daß es für Sie geklärt ist: Der Vater geht zur Mutter und Sie begegnen sich selbst.
Sehen Sie sich jetzt am Grab stehen. Sagen Sie dem Vater ade. Vielleicht können Sie ihm noch Grüße an die Mutter ausrichten. Sie sind voller Trauer und Tränen. Vielleicht können Sie ihm, bevor Sie sich abwenden, noch zurufen: Ihr braucht Euch um mich keine Sorgen zu machen. Dann gehen Sie fort vom Grab.

6.11 Süchtiges Verhalten (Patientin, 35 Jahre)

... Du warst voll von Müdigkeit/Enttäuschung/Ärger und hattest dann das Begehren, Dir etwas Gutes tun zu wollen. Empfinde das körperliche Verlangen danach ...
Der Gedanke macht sich breit: "Das steht mir zu/man muß auch genießen

können/ich will ja nicht viel/ich brauche es nicht unbedingt, aber ausreden lasse ich es mir auch nicht ...
In diesem Kampf zwischen süchtigem Verlangen und rationalem Verzicht wird immer Meinung gegen Meinung stehen. Du brauchst eine Orientierung, eine Lebensphilosophie. Wie könnte Deine persönliche Ideologie, Deine Lebensorientierung aussehen?
Was suchst Du? Was willst Du wirklich? Finde es heraus, indem Du jetzt das körperliche Verlangen fokussierst ...
Was könnte es statt des Suchtverhaltens geben? Was wäre noch akzeptabel? Öffne Dein Inneres für tausend Möglichkeiten, die Du stattdessen ausprobieren könntest...
Tu etwas anderes aber nur, wenn Du es für akzeptabel hälst. Willst Du wirklich abnehmen? Willst Du es oder sollst Du es? Was alles steht dafür? Was steht dagegen? Was davon ist am wichtigsten?

Stell Dir vor, wie Du, nachdem Du Dich entschieden hast, auf ein Essensangebot verzichtest. Du läßt es stehen oder nimmst nur so viel, wie Du auch nach dem Essen noch für richtig findest. Von Anfang an nimmst Du nur das, wozu Du auch danach noch stehen wirst. Sieh Dich, wie es Dir gelingt, weniger zu begehren ...
Hilf Deinem Körper auch, loszuwerden und auszuscheiden. Mal Dir innerlich aus, wie das geschieht. Wie kannst Du den Körper dabei unterstützen? Gib ab, was Du nicht brauchst, schwemm Überflüssiges aus ...
Sieh Dich weiter, wie Deine Hosen ein Stück zu weit sein werden. Und sieh Dich dann in der Badekleidung; und wie Du mit einem guten Gefühl über die Wiese des Freibades gehst, gern allen Blicken begegnest - eins mit Dir und Deinem Körper. Du bewegst Dich gut.

In vielerlei Hinsicht bist Du sehr erfolgreich - und auch das süchtige Verhalten fordert Dich ganz. Ja, Du bist auch hierbei erfolgreich, auch gerade, wenn es Dir Mühe macht, dem Verlangen standzuhalten. Was Du der Sucht nimmst, gibst Du Deinem Lebensziel.
Jeder Tag, an dem Du Dich so beweist, zeigt Deine Kraft. Und Deine Kraft wird wachsen, langsam, aber immer mehr wachsen. Es wird Dir von Tag zu Tag im Umgang mit dem süchtigen Verlangen immer besser gehen. Dein Ziel wird immer klarer und rückt unaufhaltsam näher ...

7 Selbsthilfe

Mentales Training kann auch ohne professionelle Hilfe angewandt werden. Die folgenden Themen sind für eine Anwendung zur Selbsthilfe ausformuliert. Der Nutzen hängt von der Intensität der Übung ab. Bei deutlichen persönlichen Beeinträchtigungen genügen diese allgemein formulierten Trainings jedoch nicht und sollte, um möglichen Schaden zu vermeiden, unterstützend psychotherapeutische Hilfe in Anspruch genommen werden.

7.1 Ganzheitliche Entspannung und Angstkontrolle[2]

Angst ist einerseits eine natürliche Reaktion zum Schutz des Menschen, andererseits blockiert unpassende Angst viele Menschen in der Entfaltung ihrer Persönlichkeit und hindert sie an der Verwirklichung vieler Ziele. Es ist durchaus möglich, in konstruktiver Weise mit Angst umgehen zu lernen, so daß die schützende Funktion erhalten bleibt, und man dennoch die eigenen Ziele verwirklichen kann.

Da Angst unvereinbar mit Entspannung ist, kommen Entspannungsübungen sowohl als prophylaktische wie als therapeutische Maßnahmen zum Einsatz. Meist sollen physiologische Reaktionen durch Entspannungsmaßnahmen so

---

[2]Weitergehende Anleitungen zur Angstbewältigung sind auf einer CD in Verbindung mit spezieller Musik zur Selbstanwendung zusammengestellt. Vertrieb: Testzentrale, Hogrefe-Verlag, Postfach 3751, 37027 Göttingen. Tel 0551/50688-0, Fax 0551/50688-24. Bestell-Nr.: 9700066.

beeinflußt werden, daß eine Kontrolle problematischer Angstreaktionen möglich wird.
Die wichtigsten physiologischen Veränderungen sind: Tonusverlust der Skelettmuskulatur, periphere Gefäßerweiterung, Verlangsamung und Gleichmäßigkeit der Atmung, Senkung der Herzfrequenz, Veränderung der Hirnstromaktivität. Die psychischen Veränderungen werden beschrieben mit den Gefühlen Gelöstheit, Ruhe, Gelassenheit und Erholung; Geräusche werden weniger wahrgenommen, die Zeit wird falsch eingeschätzt und die Körpergrenzen verfließen.
Trainingsziel ist ein Entspannungszustand, der durch physiologische und psychische Veränderungen gekennzeichnet werden kann. Entspannungsinduktion und die Art der Entspannungsreaktion sind nicht unabhängig voneinander, vielmehr hängt es vorwiegend von der Induktionsmethode ab, ob die Veränderungen vorwiegend physiologisch oder geistiger und emotionaler Art sind.
Die empirischen Befunde legen nahe, die Entspannungsreaktion als ein psychophysiologisches Reaktionsmuster zu sehen, bei dem es durch Entspannungsinduktionen zur Dämpfung der ergotropen Reaktionsbereitschaft kommt; die Bereitschaft, "auf dem Sprung" zu sein, wird also reduziert, ohne daß der Mensch völlig in Passivität versetzt wird. "Die Entspannungsreaktion ist ein Zwischenzustand zwischen ergotroper Alarmbereitschaft und trophotropem Schlaf" (Revenstorf 1983, S. 90).

Im Mentalen Training dienen Entspannungsinduktionen sowohl der Spannungsabfuhr und besseren Imagination wie auch als Methode der Problembewältigung, insbesonders im Zusammenhang mit Angstkontrolle. Für diesen Zweck kann die Fähigkeit zur Entspannung, über die - mehr oder weniger - jeder Mensch verfügt, durch gezielte Anleitung und Übung optimiert werden.

Um sich entspannen zu können, sollte jeder Mensch seinen "Ort der Ruhe und der Kraft" kennen - real und mental. Man sollte sich eine Möglichkeit des (kurzzeitigen) Rückzugs und der Ungestörtheit schaffen. Wichtig ist, daß man nicht vorrangig von anderen fordert, ruhig zu sein, sondern daß man bereit ist, sich aus dem Brennpunkt des Geschehens zurückzuziehen, ohne in Bereitschaft zu bleiben.
Jeder sollte auch über ein "Ruhebild" verfügen, also über eine angenehme

Vorstellung, sei sie früher erlebt worden oder nur innerlich ausgemalt, die so plastisch ist, daß man von den gegenwärtigen Bedingungen in dieses Bild als eine andere, innere Realität wechseln kann.

Ruhe kann man nicht erzwingen; sie stellt sich ein, wenn man sich aus der Betriebsamkeit zurückzieht und sich die Zeit zum Abwarten nimmt.

Förderlich ist ein beruhigender Tee, eine bequeme Haltung und eine wärmende Decke. Noch wichtiger ist eine innere Haltung, die darauf verzichtet, die Übung durchzuführen, *um* etwas *zu* erreichen, z.B. um danach wieder leistungsfähiger zu sein oder um besser schlafen zu können. Diese Zielorientierung blockiert die mögliche Wirkung.

Jede Entspannungsübung beginnt mit der Einstellung, sich etwas Zeit für sich zu nehmen. Das ist besonders wichtig aufgrund des in der westlichen Gesellschaft verbreiteten (Miß)Verständnisses von Entspannung, wonach vorrangig Fernsehen, Alkohol, Essen und Verreisen als Entspannungsaktivitäten gelten, die m.E. zwar ablenken können, aber keineswegs zwangsläufig Streß reduzieren. Mit dieser inneren und äußeren Haltung, also sich Zeit für sich selbst zu nehmen und alle Muskeln zu lösen, die Umgebung und auftauchende Gedanken als zugehörig, als nicht wichtig, als nicht störend zu bewerten, können Autosuggestionen von Schwere und Wärme, wie sie im Autogenen Training gelehrt werden, Fokussierung des Atems, vergleichbar den Meditationstechniken, oder beruhigende Visualisierungen das Entspannungsgefühl vertiefen und den Entspannungszustand verlängern.

Auf vielfältige Weise kann der Patient angeleitet werden, entspannungsfördernde Bedingungen, (z.B. Muskelentspannung, ruhiges Atmen, angenehme Vorstellungen, gedämpftes Licht, äußere Ruhe, suggestive Worte, innere Selbstgespräche, der Blick ungerichtet in die Ferne schweifend usw.) zu fokussieren und sich von entspannungsbehindernden Bedingungen (z.B. Lärm, Schmerz, Aufregung, Angst usw.) abzulenken. Letzteres hängt mit Ersterem eng zusammen, da der menschliche Organismus nur mit einer beschränkten Informationsverarbeitungskapazität ausgestattet ist; sich ganz auf einen Eindruck zu konzentrieren, verhindert, sich von weiteren Eindrücken des Alltags gleichzeitig gefangennehmen zu lassen.

Entspannungsübungen erfordern also eine bestimmte Einstellung, können dann abwechslungsreich gestaltet und mit positiven Körperempfindungen verbunden werden; Widerstände werden reduziert, wenn der Patient nicht auf eine bestimmte Technik festgelegt wird, und der Transfer ist ohne schulischen Drill möglich, wenn die Sitzungen auf Tonkassetten aufgezeichnet werden, so daß sie der Patient zu Hause abhören kann.

Verschiedene Entspannungsverfahren haben sich als wirksam erwiesen. Wichtiger als das Befolgen einer bestimmten Technik erscheinen mir die unterschiedlichen Vorlieben der Anwender. Die folgende Übung beinhaltet Elemente aus Progressiver Muskelentspannung, Autogenem Training, Transzendentaler Meditation, Imagination und Fokussierter Aufmerksamkeitsentspannung (Lutz 1980). Diese Kombination soll ein längeres Üben ohne Anstrengung ermöglichen, weil der positive Effekt von Entspannungsübungen auf den Organismus vor allem von der Dauer ihrer Durchführung abhängt. Einzelne Abschnitte, die nicht den Vorlieben des Anwenders entsprechen, können übergangen und durch die Wiederholung anderer Abschnitte ersetzt werden.

> *Setz Dich bitte entspannt in den Sessel. Stell Deine Füße bequem hin; lehn Dich entspannt an, und suche für den Kopf eine angenehme Lage. Leg bitte die Hände ganz locker auf die Oberschenkel, und sag Dir, daß Du Dich jetzt entspannen wirst.*
> *Nimm also wieder eine Haltung ein, die in die Richtung geht, daß Du Dir einige Minuten Zeit für Dich nimmst, um Dich mit Dir selbst zu beschäftigen und dabei zu beobachten, was sich in Deinem Körper und Deinem Bewußtsein abspielt.*
> *Mach Dich vertraut mit den Reizen, die Du noch aus Deiner Umgebung wahrnimmst, mach Dich vertraut mit dem Raum, mach Dir bewußt, welche Geräusche zu hören sind. Versuch, Deine Umgebung als etwas Dazugehöriges zu empfinden, wovon Du Dich nicht weiter stören läßt.*
> *Mach Dich nun vertraut mit den Gedanken, die gerade in Deinem Kopf sind, versuche auch hier nicht, irgendwelche Gedanken unterdrücken zu wollen. Nimm einfach als gegeben hin, woran Du gerade denkst. Sag Dir, daß Gedanken eben da sind und wieder vergehen.*
> *Mach Dich dann vertraut mit den Empfindungen, die Du gerade in*

Deinem Körper spürst. Versuche, nacheinander Dir bewußt zu machen, was Du in den Körperteilen spürst, an die Du gerade denkst. Sei offen für alle Empfindungen, die da sind, und erforsche Deinen Körper neugierig.

Schau nun nach oben und fixiere einen Punkt. Leg den Kopf so weit zurück, daß Du den Punkt ohne große Mühe ansehen kannst. Fixiere diesen Punkt. Schau den Punkt ununterbrochen an. Falls Deine Augen einmal abschweifen, so ist das nicht schlimm ... nur richte sie wieder auf den Punkt. Nach einiger Zeit siehst Du den Punkt vielleicht verschwommen, möglicherweise fängt er auch an, sich zu bewegen, oder er verändert seine Farbe.

Das ist ganz natürlich. Wenn Du schläfrig wirst, dann ist das auch gut. Was immer auch geschieht, laß es geschehen, fixiere weiterhin den Punkt. Nach einer Weile werden Deine Augenlider so schwer, daß Du kaum noch in der Lage sein wirst, Deine Augen offen zu halten.

Du wirst sie schließen, ganz von selbst schließen. Wenn das geschieht, so laß es zu. Schließ Deine Augen und empfinde die Erleichterung, die Dir das Schließen der schweren Augenlider verschafft.

Nun hebe Deine Arme ein wenig hoch, winkele die Arme an, schließ die Hände zur Faust und spanne die Hände und Unterarme fest an; spür die Spannung in Deinen Händen und Armen, halte die Spannung. Und dann laß die Spannung langsam wieder nach, laß die Muskeln locker werden, lös die Muskeln immer mehr und leg die Hände wieder auf die Oberschenkel zurück.

Spür das Gefühl der Entspannung, das sich ausbreitet, wenn Du die Muskeln immer mehr losläßt. Laß innerlich immer weiter los, und gleite immer tiefer in die Entspannung. Immer tiefer und tiefer in die Entspannung.

Entspanne Dich völlig, entspanne jeden Muskel Deines Körpers.

Während Du Dich mehr und mehr entspannst, wird Dich vielleicht ein Gefühl der Schwere überkommen, Du fühlst, daß Arme und Beine schwer werden, Hände und Füße schwerer werden, Dein ganzer Körper wird schwer, Deine Beine sind entspannt und schwer, entspannt und schwer, Deine Arme sind schwer, Dein ganzer Körper wird schwer, schwerer und immer schwerer.

Nun drückst Du Deine beiden Hände auf Deine Oberschenkel auf, drück

fest auf, bis Du wieder ganz deutlich eine Spannung in den Händen, in den Armen, in der Bauchmuskulatur und in den Oberschenkeln merkst, und besinne Dich ganz auf diese Spannung.
Atme jetzt wieder aus und laß gleichzeitig ganz langsam die Spannung nach. Achte nur noch darauf, wie die Spannung nachläßt, wie mit dem Nachlassen der Spannung die Entspannung eintritt. Die Muskeln werden weicher, die Spannung läßt nach, Hände- und Armmuskulatur werden etwas besser durchblutet, sie werden dadurch etwas wärmer.
An den Handinnenflächen spürst Du das Gewebe Deiner Kleidung; die Handinnenflächen sind wärmer als die Außenflächen, sie sind warm, angenehm warm.
Folge dem Nachlassen der Spannung immer tiefer und tiefer in Ruhe und Entspannung. Atme ruhig und entspannt durch, atme langsam und ruhig, gleichmäßig und ruhig. Und spüre, wie Dein Körper mehr und mehr schwer wird, Arme und Beine werden schwer, immer schwerer. Die Schwere breitet sich aus auf den ganzen Körper, der Körper ruht schwer auf der Unterlage; es ist ein angenehmes Gefühl von Schwere in Deinem ganzen Körper.
Du nimmst wieder wahr, wie Du im Sessel sitzt: die Füße stehen auf dem Boden, ruhig und sicher, die Beinmuskulatur ist entspannt, die Oberschenkel sind locker, der Po drückt sich in den Sessel, der Rücken liegt an. Dort, wo der Körper aufliegt, ist es warm, angenehm warm. Schultern und Arme sind entspannt und locker, der Kopf hat eine angenehme, ruhige Lage.
Du bleibst ganz entspannt und ruhig und drückst nun beide Füße leicht auf den Boden auf. Du merkst wieder, daß eine leichte Spannung entsteht, besinne Dich ganz auf diese Spannung.
Laß jetzt langsam die Spannung wieder nach. Mit dem Nachlassen der Spannung gleitest Du wieder tiefer und tiefer in Entspannung. Du folgst der Entspannung, wirst ruhiger und ruhiger, gelassen und ruhig, immer mehr ruhig und gelassen.

Du spürst nun wieder an den Handinnenflächen das Gewebe Deiner Kleidung, die Handinnenflächen sind warm, angenehm warm. Öffne Dich mehr und mehr für das Gefühl der Wärme, spüre, wie Arme und Beine warm werden. Die Wärme strahlt aus, der ganze Körper wird immer wärmer, angenehm warm, mehr und mehr angenehm warm. Der ganze Körper angenehm warm, du spürst wieder Deinen Atem, ganz langsam und ruhig, gleichmäßig und ruhig. Du spürst, wie sich Brust und Bauch bei jedem Einatmen leicht anspannen und sich beim Ausatmen wieder vollständig entspannen. Brust und Bauch werden wieder ganz locker; Du folgst der Entspannung, die Entspannung wird mit jedem Atemzug tiefer und tiefer. Ein und aus, Wellen der Entspannung erreichen jede einzelne Zelle des Körpers. Du legst nun die Fingerspitzen beider Hände auf die Stirn direkt über den Augenbrauen und streichst damit langsam zurück bis hinter die Schläfen; dann kehren die Finger wieder zur Stirnmitte zurück, um wieder nach außen zu streichen. Berührung nimmt Spannung weg. Du streichst die letzte Spannung aus diesem Teil des Körpers aus; tiefer und tiefer entspannt.

Du bist jetzt ruhiger als vorher, entspannter. Du spürst, wie der Körper schwer auf der Unterlage ruht, und wie er angenehm warm ist. Du spürst die Entspannung ruhig und angenehm durch Deinen Körper strömen. Die Entspannung strömt von den Füßen in die Beine, nach oben durch das Becken, den Bauch, die Brust, in das Gesicht, über die Kopfdecke, den Nacken, über die Schultern, in die Arme, Hände und jeden einzelnen Finger - und wieder die Arme hoch in die Schultern, zum Nacken und vom Nacken den Rücken hinunter zum Gesäß, über die Beine hinunter in die Füße und jeden einzelnen Zeh. Alle Muskeln Deines Körpers werden dabei angenehm warm, locker und gelöst. Es ist ein angenehmer Zustand, ein angenehmes Empfinden von Ruhe und Gelassenheit.
Genieße diese Entspannung und Ruhe, genieße die Gelassenheit.
Richte nun Deine Aufmerksamkeit auf die Innenseite der Nasenflügel, atme durch die Nase ein und aus, und versuche, alle Empfindungen beim Atmen wahrzunehmen. Während Du Dich etwas auf die Innenseite der Nasenflügel konzentrierst, nimmst Du jeden Atemzug intensiv wahr, jedes Einatmen und jedes Ausatmen. Lenk Deine Aufmerksamkeit auf die Innenseite der Nasenflügel und nimm jeden Atemzug wahr. Wenn Deine Gedanken wandern, bring sie ganz sanft zur Wahrnehmung Dei-nes Atems zurück. Nimm den ganzen Atemvorgang wahr, das Ein- und Ausatmen und auch die Pausen - die Stille der Atmung.
Sag dann bei jedem Ausatmen mit innerer Stimme das Mantra "OM". Du

atmest ein, Du atmest aus mit "OM", Du atmest ein, und Du atmest aus mit "OM", ein - "OM", ein - "OM". Atme ohne Anstrengung, ohne Kontrolle: "OM", "OM", "OM"...
Lenk Deine Aufmerksamkeit immer wieder zurück auf die Atmung und das Mantra. Nimm jeden Atemzug wahr, jedes Ein und jedes Aus der Atmung, und sag innerlich dazu das "OM". Atme ohne Anstrengung und beobachte diesen Atem. Folge dem Rhythmus Deines Atems.

Allmählich gehen Deine Gedanken an einen anderen Ort. Möglicherweise siehst Du vor Dir einen wunderschönen Raum. Es ist ein heller Raum, mit viel Glas und vielen Pflanzen und weichen Teppichen.
In der Mitte dieses Raums ist eine Badewanne in den Boden eingelassen. Das Bad ist für Dich gerichtet. Du siehst das Bad, Du spürst die Wärme des Badewassers emporsteigen, es wird Dir Spaß machen hineinzusteigen.
Du legst Deine Kleidung ab, und damit streifst du alle Äußerlichkeiten von Dir ab. Alles Äußere wird nun abgestreift, und Du spürst eine wunderbare Ruhe, die sich in Dir ausbreitet, Dich ganz erfüllt.
Du steigst in dieses wohltuende Bad, Du gleitest ruhig in das warme Wasser. Das Wasser ist angenehm warm und duftet angenehm. Du empfindest auch die Leichtigkeit und Kühle des Badeschaums. Du liegst im Wasser und wirst vollkommen ruhig. Es ist, als ob Du im Wasser schwebst.
Dein Körper wird mehr und mehr von Wärme, Ruhe und Entspannung durchdrungen, mehr und mehr ruhig und entspannt. In allen Körperregionen spürst Du die angenehm wohltuende Wärme. Es ist, als ob Du schwebst ... Du fließt ... Du schwebst ... Du träumst ...
Es ist so angenehm; Du weißt nicht, wie lange Du schon hier bist. Allmählich bekommst Du Durst, das warme Wasser macht durstig. Da siehst Du neben der Badewanne einen gedeckten Tisch mit Getränken, unterschiedlichen Getränken. Du wählst ein Getränk aus, auf das Du Lust hast. Du nimmst das Getränk und trinkst - es tut so gut - Du trinkst noch einmal, es ist irgendwie befreiend.
Und Du fragst Dich, ob hier alle Wünsche erfüllt werden. Du willst es ausprobieren. Wünsch Dir jetzt, worauf es Dich am meisten gelüstet. Hier darfst Du alle Wünsche haben. Gib Dich diesem Wunsch hin ...

Es ist wie im Paradies; Du könntest ewig hier bleiben.Aber Du bist nun auch zufrieden und willst diese Zufriedenheit mit in Deinen Alltag nehmen.
In aller Ruhe, noch einmal innerlich nachempfindend den Weg zu Entspannung, Ruhe, Gelassenheit und Zufriedenheit machst Du Dich fertig. Während Du Dich langsam anziehst, stellt sich Vorfreude ein. Du fühlst Dich prächtig und machst Dich voller Freude fertig. Es ist, als ob Du ein neuer Mensch wärst: ruhig, gelassen, zufrieden, voller Freude und Zuversicht.
Und so kehrst Du wieder zurück ins Hier und Jetzt. Du sagst Dir, daß Du die Entspannung nun langsam beendest. Und Du nimmst Deine neu gewonnene Kraft mit, Du nimmst alles mit in Deinen Alltag.
Während Du von 5 bis 1 rückwärts zählst, beendest Du diese Übung; strecke Dich, räkele Dich, öffne allmählich die Augen und werde wieder wach. Die Augen offen, hellwach und erfrischt.

In der folgenden Übung zur Angstkontrolle wird Entspannung zur Abschwächung von Angstempfindungen eingesetzt; desweiteren werden einige allgemeine Prinzipien zur Reduzierung von Angst in Erwartung schwieriger Situationen geschildert. Der Text ist so aufgebaut, daß der Erläuterung eines Sachverhalts eine Aufforderung folgt, diese Anregung auf die *eigene* Situation zu übertragen. Also sollte man sich vor Beginn der Übung für eine konkrete Angstsituation entscheiden, auf die man sich mit Hilfe dieses Textes vorbereiten möchte. Was hier für Angstbewältigung im allgemeinen ausgearbeitet ist, könnte durch Hinzufügen spezifischer Informationen zur Vorbereitung anderer schwieriger Aufgaben dienen, z.B. zur Geburtsvorbereitung oder zur beruflichen Bewerbung.
Zur besseren Einübung wird der Text auf Tonkassette gesprochen. Im Hintergrund ist während der ganzen Übung Musik zu hören, wodurch die Phasen überbrückt werden, in denen man zur Imagination aufgefordert wird. Musik kann in der Therapie die emotionale Stimmung vertiefen, entspannen und die Informationsvermittlung verbessern. Bei geeigneter Auswahl der Musikstücke wird sie hier sowohl entspannen, als auch die Plastizität der Imagination und die Merkfähigkeit verbessern.

Beispiele für Entspannungsmusik:

Klassische Musik:
Aria aus "Goldberg"- Variationen
F. Chopin: Nocturnes
A. Corelli: Concerti grossi op.6: Largo aus 1 D-dur
G.F. Händel: Feuerwerksmusik, W.A. Mozart: Sonaten
Moderne Musik:
Environment 2: River/Bells
Kitaro: The light of the spirit
Tim Weather: A calmer panorama.

Die Übung beginnt mit Musik, die allmählich mehr in den Hintergrund tritt:

> *Die Fähigkeit zur Angstkontrolle erfordert einige Information und viel Übung. Die Möglichkeiten der Angstkontrolle werden nun einzeln beschrieben, so daß Du sie jeweils anschließend in einer vorgestellten Handlung anwenden kannst.*
> *Wenn man Angst und Erregung kontrollieren, in den Griff bekommen will, muß man sie akzeptieren, muß man zunächst dazu stehen, daß man Angst hat. Angst ist eine natürliche Reaktion und sorgt für große Leistungsfähigkeit des Organismus, indem bestimmte Körperfunktionen aktiviert werden. Angstkontrolle meint nicht die Unterdrückung von Angst, sondern das Aufrechterhalten von Kontrolle, so daß es nicht zu einer ungesteuerten Panikreaktion kommt. Panik ist außer Kontrolle, ungesteuert, vermindert die Leistungsfähigkeit und bewirkt vielerlei Schmerzen durch Verkrampfung. Wer seine Angst akzeptiert, sagt sich z.B.: Ja, ich habe Angst, weil ich vor einer <u>für mich</u> schwierigen und unangenehmen Situation stehe. Ich akzeptiere, daß ich davor Angst habe. Dies erschreckt mich nicht, denn ich weiß, daß Angst eine natürliche Reaktion ist usw.*
> *Nun stell Dir einmal den Beginn Deiner Angstsituation vor und sprich zu Dir so, daß Du die Angst akzeptierst.*
> ...
> *Zum Akzeptieren der Angst gehört auch, daß man das Positive daran erkennt. Angst ist eine Kraft. Selbst wenn man darunter sehr leidet, ist*

sie möglicherweise das "kleinere Übel". Unser Bewußtsein ist begrenzt, so vermögen wir den höheren Sinn vielleicht nicht zu erkennen. Selbst wenn wir uns nicht vorstellen können, wofür die Angst in unserem Leben gut sein soll, sollten wir doch bereit sein, sie als möglicherweise positives Signal zu würdigen und ernstzunehmen.
Versuche, diese Überlegung anzunehmen und Dich dafür zu öffnen.
...
Es ist im allgemeinen weniger die Angst, die zu Schwierigkeiten und Leid führt, sondern wir vermeiden vieles, gehen Schwierigkeiten aus dem Weg, weil wir Harmonie zu bewahren und Schmerzen zu vermeiden hoffen. Hierin liegt eine Quelle der Angst. Wenn wir uns den Schwierigkeiten stellen, Verantwortung selbständig übernehmen und bereit sind, die Schmerzen der Disharmonie zu ertragen, dann können wir auf Entspannung und Befreiung hoffen.
Was vermeidest Du, um Dir Schmerzesleid eventuell kurzfristig zu ersparen?
...
Nach dem Akzeptieren der Angst wird man sich vergegenwärtigen, wie man sich in der schwierigen Situation zu helfen weiß. Z.B. kann man sich sagen: Auch wenn ich Angst habe, kann ich diese unangenehme Situation bewältigen, weil ich mich vorbereitet habe und weil ich gelernt habe, die Kontrolle zu bewahren.
Sag so etwas nun zu Dir selbst bezogen auf Deine Situation.
...
Um die Kontrolle aufrechtzuerhalten, hat man noch folgende wichtige Möglichkeiten: Entspannung, Vorgehen in einzelnen Schritten und Selbstbestätigung.
Entspannen heißt zunächst einmal, den Körper entspannen, indem Du alle Muskeln gemeinsam mit dem Ausatmen locker läßt, wie Du es gelernt hast, immer wieder locker läßt und immer mehr entspannst.
Nun stell Dir wieder Deine Angstsituation vor und sag zu Dir, daß Du Dich nun entspannen wirst. Dann konzentriere Dich nur auf das Gefühl der Entspannung, wie es entsteht, wenn Du alle Muskeln ganz locker läßt.
...
Das Vorgehen in einzelnen Schritten meint, daß man sich die zu bewäl-

tigende Situation in Phasen einteilt und sich immer nur auf die augenblickliche Phase konzentriert. Wenn Du also aus dem Haus gehst, um zum Ort des angsterregenden Geschehens zu fahren, bleib ganz im Geschehen hier und jetzt, also wie Du körperlich relativ entspannt, mit einem leichten Angstgefühl die Wohnung verläßt, danach ins Auto einsteigst, dann im Auto sitzt und die Landschaft an Dir vorbeiziehen siehst. Erst am Ende jeder Phase besinnst Du Dich auf die folgende. So verhindert man das Vorwegnehmen von Schwierigkeiten, was Angst erzeugt bzw. die Angst verstärkt. Man verhindert weitgehend die Angst vor der Angst, was nichts anderes ist als negative Selbsthypnose.
Stell Dir nun wieder den Beginn Deiner Angstsituation vor und sag zu Dir: Ich bleibe mit meinen Gedanken ganz im Hier und Jetzt. Und stell Dir dann vor, was Du in diesem Augenblick tun oder erleben könntest.

...

Es ist wichtig, daß man sich zwischendrin immer wieder bestätigt in seinen Fähigkeiten, die Kontrolle zu bewahren und die Angst zu akzeptieren. Also sagt man sich z.B. immer wieder: Obwohl ich etwas aufgeregt bin und Herzklopfen habe, bin ich doch sehr gefaßt und konzentriert; ich entspanne mich und bleibe mit meinen Gedanken im Hier und Jetzt und meistere so die ganze Situation nach und nach. Ich kann mir vertrauen, denn ich bin gut vorbereitet.
Stell Dir nun wieder den Beginn Deiner Angstsituation vor und wie du bisher auf die Angst reagiert hast und dann lobe Dich, sag, daß Du Dir auch die weitere Bewältigung zutrauen kannst.

...

In Phasen des Wartens ist es besonders wichtig, die Zeit nicht zur Selbstängstigung, sondern zur Selbstkontrolle zu nutzen. Dabei kann es helfen, wenn man sich bestimmte angenehme Vorstellungen detailliert ausmalt, z.B. wie man auf einer Bergwiese liegt, den Duft der Pflanzen riecht, Vögel zwitschern hört, durch die Sonne angenehm erwärmt wird, kleine Wolken am Himmel vorüberziehen sieht und dabei ruhig und entspannt wird. Man kann sich so auch einen Waldspaziergang, ein schönes sexuelles Erlebnis usw. in Gedanken ausmalen.
Stell Du Dir nun wieder Deine Situation vor. Du hast dich fertig gemacht, bist aber noch zu früh dran und mußt deshalb noch etwas warten. Dann fülle diese Wartezeit mit der Phantasie eines angenehmen Bildes

oder Erlebnisses aus und entspanne Dich auf diese Weise.

...

Die Erregung wird dafür sorgen, daß Dir immer wieder negative Gedanken einfallen; welche die Erregung und Angst weiter verstärken. Es ist deshalb wichtig, diesen negativen Kreislauf schnell und immer wieder zu unterbrechen, die verschiedenen Möglichkeiten der Angstbewältigung weiter anzuwenden und so das Erregungsniveau unter Kontrolle zu halten.

Stell Dir nun einmal vor, daß Du Dir bezüglich Deiner Angstsituation Sorgen zu machen beginnst. Unterbrich dieses Denken aber sofort, indem Du scharf "stop" sagst und dabei fest mit dem Fuß aufstampfst. Dann wendest Du wieder die Entspannung und das Vorgehen in einzelnen Schritten an und bestätigst Dich selbst.

...

Wenn Du Dir jetzt auch noch klar machst, daß es gar keine Katastrophe für Dich geben kann, daß ein Scheitern oder ein vermeintliches Versagen Dich vielleicht auf einen anderen Weg bringt und Dir damit auch neue Chancen ermöglicht, die Du jetzt noch gar nicht zu erkennen vermagst, dann kann überhaupt nichts schiefgehen.

Dann kannst Du diese Übung beenden: Räkle und strecke Dich, spüre frische Energie durch Deinen Körper strömen und nimm Dir irgend eine Aktivität vor, die Du im Anschluß an diese Übung ausführst - bring Deine Energie in eine Handlung ein.

7.2 Von Depressionen befreien!

Mit Ängsten gehen oft depressive Verstimmungen einher; mentale Übungen können helfen, Depressivität zu überwinden. Wichtig ist jedoch, mögliche körperliche Erkrankungen bzw. traumatische Ereignisse als Ursachen auszuschließen bzw. speziell zu behandeln. Bei depressiven Reaktionen üben innere Bewertungen, negative Selbstkommentare, einen ungünstigen Einfluß auf das Fühlen und Handeln aus.

Die Selbstlähmung durch negative Beurteilung der eigenen Person und der Umwelt kann durch Mentales Training abgebaut werden (Anleitungen zur Veränderung negativer Kognitionen finden sich bei Stavemann 1982).

Mentale Übungen allein sind jedoch nicht ausreichend; das psychische Befinden hängt wesentlich auch von sozialen Kontakten und der körperlichen Verfassung ab.
Bewegung ist Leben; der Körper braucht Bewegung, um sich zu revitalisieren. Wer sich bewegt, erlebt die Natur mit ihrem beständigen Wandel: Draußen öffnen sich die Sinne, die Perspektive verändert sich. Außerdem trifft man auf Menschen. Persönlicher Kontakt entwickelt sich, wenn man anderen frei und gelöst begegnet, offen miteinander redet. Menschen sind nicht perfekt; nimmt man sie, wie sie sind, dann braucht man nicht einsam zu sein.
Mag einem das Zusammentreffen mit anderen, z.B. in einer Sportgruppe, oft auch unergiebig erscheinen, sollte man den Kontakt dennoch fortsetzen; vertrauensvoller Kontakt erschließt sich einem nur ganz allmählich. Wichtig ist, *dann* dabei zu sein, wenn einmal eine Situation persönliche Nähe ermöglicht.
Wenn man bemerkt, daß man sich immer wieder schlecht fühlt, dann liegt es vielleicht daran, daß man auf irgend eine Art und Weise etwas Besonderes sein möchte, jemand der die Aufmerksamkeit anderer zu verdienen glaubt. Man sollte aber nicht die Zuwendung durch andere suchen, nicht erwarten, etwas Besonderes zu sein. Man wird zufrieden werden und sich ausgeglichen fühlen, wenn man *selbst* auf andere Menschen und die Aufgaben des Lebens zugeht. Den Sinn des Lebens sollte man eher in den *kurzen* Augenblicken der Harmonie zwischen den berechtigten eigenen Bedürfnissen *und* dem Bemühen für andere, für die Natur und das Ganze suchen.

Die folgende Übung gibt wieder Anregungen für Verhalten, das man sich in den Textpausen so bildhaft wie möglich vorstellen sollte.

Nimm Dir etwas Zeit für Dich selbst. Setz Dich bequem hin, atme einige Male tief ein und aus und schließe die Augen.

...

Fällt Dir das Leben immer wieder schwer? Leidest Du unter Stimmungsschwankungen? Stehst Du Dir oft selbst im Weg? Fehlt es Dir an

Selbstvertrauen und Energie?

...

Besinne Dich ganz auf Dein augenblickliches Gefühl und beobachte dabei Deinen Körper. Richte Deine Aufmerksamkeit auf den Teil Deines Körpers, wo Du Gefühle normalerweise empfindest. Richte Deine ganze Aufmerksamkeit auf Dein Empfinden, auch wenn es belastend ist, und auf Deinen Körper.

...

Um aus einem Stimmungstief herauszukommen bedarf es vieler kleiner Schritte.
Wichtig ist, daß Du selbst Dich wirklich verändern möchtest. Dazu ist eine Entscheidung notwendig. Vieles im Leben nehmen wir einfach so, wie es kommt; wir fügen uns den Gegebenheiten.
Entscheidungen sind oft schwierig zu treffen. Du willst keinen Fehler machen, neigst einmal zu dieser, ein anderes Mal zu jener Lösung und schiebst doch nur die Entscheidung auf.
Hab Mut und entscheide Dich. Wenn Du Dich entscheidest, kannst Du handeln, wenn Du Dich entscheidest, wirst Du frei.
Wie steht es nun bei Dir? Willst Du Dich wirklich verändern?

...

Wenn Du eine Entscheidung getroffen hast, handle entsprechend! Setze Dir ein Ziel, das Du erreichen kannst.
Welches Ausmaß an Veränderung wäre für Dich gerade noch zufriedenstellend, wenn Du es nach 12 bis 15 Wochen an Dir feststellen würdest?

...

Oft fehlt es uns an Selbstvertrauen, zu Entscheidungen zu stehen und persönliche Ziele konsequent zu verfolgen.
Selbstvertrauen setzt voraus, daß Du Dich annimmst wie Du bist.

In unserer Gesellschaft wird man dazu erzogen, sich mit anderen zu vergleichen, die eigene Person laufend zu bewerten, zu beurteilen und an herausragenden Qualitäten anderer zu messen.
Mußt Du aber Dein ärgster Kritiker sein? Bist Du nicht vielmehr der einzige Mensch auf der Welt, der <u>Deine</u> Interessen vertritt, der Dich bedingungslos unterstützt?

Sieh Dich jetzt in einer Situation, in der Du Dich negativ bewertet und minderwertig gefühlt hast.

...

Greife jetzt diese Dir schadenden Bewertungen an. Führe Selbstgespräche, die diese Bewertungen relativieren. Unterstütze Dich selbst. Du brauchst nicht perfekt zu sein, Du brauchtst nicht von allen geliebt zu werden. Ein Fehler ist keine Katastrophe.

Bau Dich selbst innerlich wieder etwas auf, indem Du negative Bewertungen bekämpfst. Streite gegen diese Indoktrinationen aus Deiner Kindheit, bis Du Dich besser fühlst.

...

Sich anzunehmen heißt auch, ein Stück weit das eigene Schicksal zu akzeptieren. Hadere nicht mit dem Unabänderlichen! Wenn Du es jetzt akzeptierst, wirst Du damit leben lernen und später davon auf irgend eine Art profitieren. Vieles verwandelt sich mit den Jahren. Und je früher Du das Schicksal annimmst, um so eher wirst Du Dich ausgeglichen fühlen, um so deutlicher wirst Du erkennen, welchen persönlichen Spielraum Du hast.

Sag Dir nun ein paar Sätze, die Dir helfen, das Unabänderliche anzunehmen.

...

Und nun wende Dich wieder den kleinen Schritten zu, die Dir immmer möglich sind. Versuch ein gesundes Leben zu führen; das hilft Dir und - da Du von anderen gesehen und wahrgenommen wirst - auch anderen Menschen.

Heutzutage sind viele Menschen chronisch müde, weil sie zu wenig nach ihrer eigenen Natur leben.

Wenn Du müde bist, gönne Dir Erholung. Alles andere ist unwichtig. Langsamkeit richtig gepflegt, ermöglicht Überlegung. Langsamkeit ist oft die Voraussetzung für echten Genuß.

Beobachte die Tiere, wie gern sie schlafen. Sie suchen sonnenbeschienene Flecken,wo sie es warm haben und machen es sich bequem. Wenn Du das Schlafen genauso angehst, beruhigt sich Dein Atem, störende Gedanken fallen von Dir ab (vielleicht mußt Du zuvor Deine Sorgen alle in ein feste und sichere Truhe verbannen, diese verschließen und einen starken Hund darauf Wache halten lassen). Träume steigen aus Deinem

Unterbewußtsein auf; Du schläfst, tief und fest. Körper und Psyche sammeln neue Energien, Energie und Kraft für später. Jetzt tief und fest geschlafen...

...

In solch einem Traum erlebst Du Dich vielleicht als kleines Kind. Du erlebst wieder, wie Du herumspringst und Dich an der Bewegung und am Leben erfreust. Vielleicht hüpfst Du auf der Matratze eines Bettes auf und nieder wie auf einem Trampolin. Du springst so hoch Du kannst und läßt Dich auf die Matratze plumpsen. Noch einmal springst Du hoch, spürst in Dir die Kraft und erlebst dann, wie Du fällst, durch die Luft "segelst". Du fühlst Dich jung und lebendig, voller Kraft und Energie.

...

Und mit dieser Energie wendest Du Dich nach dem Schlaf Deinen Tätigkeiten zu. Sieh Dich, wie Du Deine Aufgaben ruhig erledigst und Dein Ziel beharrlich verfolgst - wie ein Marathonläufer Meter um Meter Dich dem Ziel näherst.

Und für jeden Meter, den Du auf dem Weg zum Ziel zurücklegst, lobst Du Dich selbst und unterstützt Dich. Zwischendurch braucht der Marathonläufer Flüssigkeit, und Du brauchst Verstärkungen: Lobe und belohne Dich jetzt, nicht erst am Ziel.

Jetzt und immer wieder Dich selbst loben und belohnen; immer öfter loben.

...

Sieh Dich jetzt, wie Du Dein Veränderungsziel erreicht hast. Erlebe Dich entsprechend verändert. Spüre mit allen Sinnen, daß Du einen Wandel vollzogen hast

Anerkenne Dich dafür, daß Du Dich zur Veränderung entschlossen hast und daß Du Dein Ziel beharrlich verfolgt hast. Und empfinde Stolz auf das Erreichte.

...

Stell Dir auch vor, daß andere Deine Veränderung bemerken und höre einen Bekannten sagen, daß er findet, daß Du Dich sehr verändert hast und daß Du viel Selbstvertrauen ausstrahlst; andere Bekannte pflichten ihm bei. Du hörst es ganz deutlich, kannst es annehmen und bist voller Selbstvertrauen.

...

Wenn Du nun Deine Aufmerksamkeit nach innen richtest, kann aus dem Unterbewußtsein ein Bild emporsteigen. Laß es sich entwickeln und begib Dich ganz in dieses Bild. Denk nicht über dieses Bild nach, sondern erlebe es, wie Du auch Träume erlebst. Nimm Dir die Zeit, die Du dafür brauchst, und nutze die schier unerschöpflichen Quellen in Dir

...

Stell Dir nun vor, wie Du täglich diese Übung machst und sich immer mehr positive Bilder und positive Selbstgespräche einstellen.

In immer mehr Situationen, die früher für Dich schwierig waren, schaffst Du es, Dich von negativen Bewertungen, von selbstabwertenden Vergleichen, von lähmenden Ansprüchen abzulenken. Mehr und mehr nimmst Du Schwierigkeiten, Aufgaben und Arbeit so an, wie sie sich ergeben und bewältigst sie nach und nach. Du triffst Deine Entscheidungen, lebst Deinen Rhythmus und interessierst Dich für Menschen. Du anerkennst und lobst Dich selbst für Deine Lebensbewältigungen, und es geht Dir von Tag zu Tag besser und besser.

Während Du diesen Satz innnerlich mehrmals wiederholst: Es geht mir von Tag zu Tag besser und besser; es geht mir von Tag zu Tag besser und besser ... durchströmen angenehme Empfindungen von Wärme und Entspannung Deinen Körper, empfindest Du tiefes Selbstvertrauen und inneren Frieden.

...

Überzeugt, wieder einen Schritt Deinem Ziel näher zu sein, beendest Du diese Übung; Du räkelst Dich, streckst Dich, öffnest die Augen und wendest Dich aufmerksam und gelassen dem Alltag wieder zu.

7.3 Körperbewußtsein

Alle müssen wir heute unserem Körper Gewalt antun, ihn disziplinieren. Natürliche Körperäußerungen, wie Furzen, Rülpsen, Schwitzen gelten als unanständig. Gleichzeitig werden uns irreale Maßstäbe gesetzt, z.B. durch

Hochglanzprospekte mit ausgesuchten Bildern von optisch hergerichteten "Modellen" in der kurzen biologischen Blütezeit ihres Lebens.
Die meisten von uns haben auch Lernerfahrungen gemacht, die vermitteln, daß mit jenem Teil "da unten" etwas nicht stimmt. Die meisten von uns wurden nicht ermuntert, die Genitalien kennenzulernen oder zu erforschen, und sicherlich wurden wir nicht ermutigt, darüber zu sprechen.
Vor dem Hintergrund einer solchen Lerngeschichte ist es nicht überraschend, daß viele von uns mit wenig positiven Gefühlen bezüglich ihres Körpers, der Geschlechtsorgane und der Sexualität allgemein aufwachsen. Der natürliche und lustvolle Umgang mit dem eigenen Körper und der eigenen Sexualität wird dadurch sehr erschwert.

In der folgenden Übung sollen Gefühle und Vorstellungen zum eigenen Körper bewußt gemacht werden. Dafür ist es günstig, sich vorab bereits zu überlegen, was einem am eigenen Körper gefällt und was einen stört.

Diese Übung kann auf viele körperliche Probleme wie Pickel, unregelmäßige Blutungen usw. angepaßt und angewandt werden.
Die Übung sollte von dem Wissen geleitet werden, daß sich der Körper verändern wird, ganz von selbst wird er z.B. den Fetthaushalt, den Hormonhaushalt usw. ändern. Was heute ein Problem sein kann, gibt sich morgen ganz von selbst.
Wer sich mit sich und seinem Körper arrangieren gelernt hat, wird nicht später von den körperlichen Veränderungen enttäuscht und irritiert sein.

Immer sollte eine Haltung des Respekts und der Hochachtung vorherrschen, wenn man den eigenen Körper und seine Leistung betrachtet.

Setz Dich entspannt hin, stell die Füße bequem hin, lehn Dich entspannt an und such für den Kopf eine angenehme Lage. Probiere die angenehmste Haltung aus.
Schließ jetzt die Augen und entspanne Dich, während Du der folgenden Musik lauschst (Cat Stevens: Morning has broken).
Nun stell Dir vor, es ist ein schöner Frühsommertag - es ist später Vormittag und Du liegst im Bett. Das Bett ist weich und warm. Um Dich herum ist noch alles ruhig. Du bleibst noch im Bett und genießt die Ruhe.

Du fühlst die Wärme des Bettes - die Wärme ist angenehm und entspannend.
Du hast Urlaub und liegst dösend im Bett, ruhig und entspannt. Bleib ganz in dieser Vorstellung und genieße die Ruhe. Du liegst ganz ruhig und entspannt, Du atmest langsam und gleichmäßig, ein und aus, ein und aus. Du liegst ganz ungestört im Bett und genießt den angenehmen Beginn Deines Urlaubstages.
Es ist wohltuend, im Bett zu dösen, Du bist ganz ruhig und entspannt. Nun sage Dir, daß Du aufstehen und duschen willst und daß Du Dich mit viel Ruhe fertig machen willst.
Schlag dann die warme Bettdecke zur Seite, steh auf und geh ins Bad. Spür jetzt die kalten Badfliesen unter Deinen bloßen Füßen, während Du zur Dusche gehst. Dann öffne den Wasserhahn der Dusche und stell Dich unter die Dusche. Spüre nun, wie das warme Wasser über Deinen Körper fließt und ihn wieder angenehm erwärmt.
Seif Dich ein und fühle dabei Deine Haut: Wie ist das, wie fühlt sich das an?
Dusch Dich wieder ab. Dann trockne Dich ab und trete vor einen Spiegel, um Dich einmal in Ruhe zu betrachten.
Du siehst Dich nun selbst im Spiegel. Betrachte Dich ganz genau. Gehe Zentimeter für Zentimeter Deines Körpers durch, vom Kopf bis zu den Zehen. Schaue Dich so an, als ob Du Dich das erste Mal sehen würdest. Was siehst Du? Wie geht es Dir dabei?

Berühr Deinen Körper, gleite mit den Händen über die Haut. Bleib mit Deiner ganzen Aufmerksamkeit bei Deinem Körper. Entdecke auch Körperstellen, die Du nicht magst. Schau diese genauer an. Welches Gefühl stellt sich ein, wenn Du diese Körperpartien genau betrachtest? Nimm Dir Zeit, Dich so Deinen Makeln zu widmen. Fühle alles, laß all Deine Gefühle kommen, weiche nicht aus, auch wenn es unangenehm ist. Betrachte auch Deine Genitalien. Nimm Deine Hände und fühle Deine Genitalien. Identifiziere sie, benenne die einzelnen Teile. Wie sieht diese Körperregion bei Dir aus? Nimm eventuell einen Handspiegel zum Betrachten zu Hilfe. Wie fühlst Du Dich hier an? Rieche und schmecke Deine Finger, nachdem Du Deine Genitalien berührt hast. Wie ist das für Dich? Bleib bei diesen Empfindungen!

Weiche nicht aus. Entdecke Deinen Körper, untersuche alles ganz genau. Taste alles ab. Welches Verhältnis hast Du zu jedem Teil? Wünschst Du, daß Du anders wärst? Haßt Du etwas an Dir?
Betrachte weiter Deinen Körper, drehe Dich auch um und schaue Dein Rückenteil an.
Wie erlebst Du Dich so vor dem Spiegel? Unsere äußere Erscheinung unterliegt extremer Beurteilung und Bewertung - ein bestimmtes Bild von Schönheit wird uns laufend eingetrichtert. In wieweit wertest Du Dich ab? Welche Teile an Dir magst Du nicht?

Willst Du etwas an Dir verändern? Überlege, was Du tun könntest zur Veränderung.
Überlege konkret. Denk auch an den ständigen Aufwand, den es für eine Veränderung braucht.
Und dann entscheide Dich. Lege nach dieser Übung fest, was Du wie verändern willst.

Was Du nicht verändern kannst, solltest Du akzeptieren. Wenn Du Deinen Körper nicht annehmen kannst, dann nimmst Du Bewertungen vor, die unangemessen sind, die Dir schaden. Du hast keinen zu kleinen Penis oder Busen, Du hast nur Klischee-Vorstellungen übernommen, nach denen Du Dich negativ bewertest. Mach Dich frei von solchen Normen. Tu nur das Beste für DICH.

Nun strecke einmal beide Arme waagerecht nach rechts und links vom Körper weg - führe diese Übung jetzt wirklich aus, auch wenn Du Dich weiter in der Vorstellung daheim vor Deinem Spiegel befindest - die Handflächen nach oben und richte nun die Finger auf. Nun drehe den Kopf nach links und schau - ohne die Augen zu öffnen - auf Deine linke Hand. Und während Du das tust, denk an den Körperteil, der Dir am meisten mißfällt, der Dir am meisten zu schaffen macht. Spürst Du die Minderwertigkeitsgefühle, laß Neid gegenüber anderen und alle negativen Gefühle lebendig werden, die mit diesem Körperteil verbunden sind.

Nun wende den Kopf nach rechts und sieh - mit geschlossenen Augen -in Deiner rechten Hand, was Dir an Dir besonders gut gefällt. Öffne Dich

für Deine schöne Seite und für die entsprechenden Gefühle. Fühle Deinen Stolz.
Und nun führe Deine Hände langsam aufeinander zu. Halte nach etwa einem Drittel des Weges von der ersten Stellung der Arme bis zu der Stellung, wo sich die Hände überkreuzen, an.
Sieh nun wieder in die linke Hand und laß Deine Bedrückung über Deine körperlichen Mängel lebendig werden. Halte dies aus, bleib beim Negativen!
Nun sieh wieder in die rechte Hand und öffne Dich für Freude und Stolz bezüglich Schönheit und Wohlsein Deines Körpers.
Führe nun Deine Hände weiter um ein Drittel der Wegstrecke zusammen und betrachte wieder die linke Hand und sieh Deine körperlichen Mängel und erlebe erneut alle negativen Gefühle, die damit verbunden sind. Bleibe für einen Moment bei Deinen Makeln.
Und wende Dich nochmals zur rechten Hand und sieh Deine Stärken und freue Dich darüber. Empfinde Dich schön.
Und nun führe Deine Hände zusammen und erlebe das befreiende, erlösende und erhebende Gefühl der Integration beider Seiten von Dir.

Entspanne Dich, lasse Deine Hände nach unten gleiten, lasse alle Muskeln Deines Körpers locker werden. Spüre Deinen Atem. Spüre das Ein und Aus der Atmung, wie sich der Körper beim Einatmen leicht anspannt, um sich beim Ausatmen wieder ganz tief zu entspannen. Achte auf dieses Ein und Aus der Atmung und stelle Dir vor, daß der Atem durch Deine Genitalien in den Körper eintritt und durch die Genitalien den Körper wieder verläßt, ein und aus.
Der Atem erreicht alle Regionen Deines Körpers, nach und nach. Und je befreiter und gelassener Du den Körper annimmst, um so schöner wird er, nach und nach. Und mit diesem positiven Gefühl von Ruhe und Selbstvertrauen ziehst Du Dich nun in der Vorstellung an, machst Dich fertig für diesen schönen Urlaubstag. Ein schöner Mensch an einem schönen Tag.

Du beendest diese Übung, nimmst dabei das positive Bild von Dir wie ein Farbfoto mit in Deinen Alltag und öffnest die Augen.

7.4 Burnout - wieder Kraft schöpfen!

Möglicherweise liegt es an den heutigen Lebensumständen, daß sich viele ausgebrannt fühlen. Hausfrauen, Manager ebenso wie Therapeuten fühlen sich mitunter ausgelaugt, lustlos und vermindert leistungsfähig, ohne daß ein besonderes Ereignis als erschwerende Bedingung diesen Zustand erklären könnte. Liegt es daran, daß heute alles perfekt und effektiv sein muß? Liegt es daran, daß wir in der Freizeit statt zu ruhen möglichst aktiv sein wollen? Und liegt es vielleicht auch an der Anonymität der modernen Gesellschaft, in der der einzelne Mensch zu wenig Unterstützung erfährt? Was auch immer die Ursachen sein mögen, der Einzelne kann lernen, mit dem Gefühl der Überlastung fertig zu werden, indem er sich mit seinem Unbehagen auseinandersetzt. Daraus kann er neue Kräfte schöpfen und sein weiteres Leben bewußter und möglicherweise behutsamer gestalten.

Viele Selbsthilfebücher bieten Anregungen, mit der eigenen Zeit planvoller umzugehen (Preiser 1989, Krüger 1990, Bourke 1992). Dies kann nützlich sein, um eine kurzfristige Aufgabenhäufung zu bewältigen. Rigoroses Zeitmanagement kann das Gefühl des Ausgebranntseins jedoch verstärken, weil manche Bedürfnisse kaum planbar sind und dabei zu kurz kommen. Wer bestimmt, was wir tun? Womit wollen wir unsere Zeit verbringen? Oft entscheiden Gewohnheiten und äußere Gegebenheiten mehr als wir selbst darüber, was wir tun. Wenn wir den Körper und seine Bedürfnisse achten, geschieht vieles, was wir unternehmen, etwas langsamer und weniger geordnet; wir werden aber mehr Freude empfinden und länger durchhalten.

Nimm Dir jetzt etwas Zeit für Dich selbst. Sorge dafür, daß Dich in der nächsten Dreiviertelstunde niemand stört - auch nicht das Telefon.

Setz Dich bequem in einen Sessel. Stell die Füße auf den Boden, lehn Dich entspannt an und suche für den Kopf die angenehmste Haltung. Leg die Hände locker auf die Oberschenkel. Mach Dich vertraut mit den Reizen, die Du noch aus der Umgebung wahrnimmst und versuche, sie als etwas Zugehöriges zu empfinden, wovon Du Dich nicht weiter stören läßt.

Drück nun Deine Hände für einen Moment fest auf die Oberschenkel und spüre die Spannung in Händen, Armen, Oberschenkeln und im Bauch - und laß diese Spannung dann langsam nach.
Du hast viele Erfahrungen gesammelt. Manches davon weißt Du. Vieles ist Dir nicht gegenwärtig. Dein Körper in seinen Bewegungen, seiner Haltung, in seinen Verspannungen und Empfindungen stellt ein umfassenderes Gedächtnis dar. Viele Erfahrungen sind nicht in Deinem Bewußtsein, aber sie sind noch in Deinem Körper gespeichert.
Steig jetzt in Dein Inneres ein und richte Deine Aufmerksamkeit auf einen bestimmten Teil Deines Körpers. In welchem Teil des Körpers fühlst Du gewöhnlich Angst, Trauer, Unzufriedenheit ...? Richte Deine Aufmerksamkeit auf diesen Bereich in Dir.
Und nun konzentriere Dich auf all Dein Unbehagen des heutigen Tages. Was hat Dich belastet? Was ist schief gelaufen? Worüber hast Du Dich geärgert? Und was hat Dich enttäuscht? Denk jetzt nicht über Schwierigkeiten nach, versuche nicht, sie zu ergründen oder zu erklären. Laß einfach alles Unbehagen auf Dich wirken.
Wo empfindest Du Unbehagen zum heutigen Tag in Deinem Körper? Was war es, was Dich so geschafft hat, und wo spürst Du dies? Empfinde Deinen ganzen Frust.
Wenn Du alles wieder vor Augen hast, stell Dir vor, daß Du alles, was Dich belastet, genervt und geärgert hat, auf ein Blatt Papier schreibst. Und daß Du dieses Papier dann zur Seite legst.
Laß alles zusammen auf dich einwirken. Empfinde, was hochkommt. Weiche nicht aus. Wenn Du auf die Gesamtheit der Gefühle achtest, merkst Du vielleicht, daß ein bestimmtes Gefühl dominiert. Lenke Deine Aufmerksamkeit nun ganz auf dieses Gefühl.
Versuche ganz bei diesem Gefühl zu bleiben und ihm zu folgen, wenn es sich vielleicht verändert. Denke nicht nach, warte ab, bleib bei Deinen Gefühlen, bei Deinem Körper.
Wenn das Gefühl sich ändert, laß es geschehen. Was immer damit geschieht, folge dem Gefühl und richte Deine Aufmerksamkeit darauf.
Wenn sich Worte oder Bilder zu Deinem gegenwärtigen Gefühl einstellen, laß sie das einfangen, was neu, frisch und gegenwärtig daran ist - gerade so, wie Du es <u>jetzt</u> empfindest. Es kann auch etwas sein, was Du schon kanntest. Neue Begriffe mögen einem besser gefallen, aber die

bisherigen Worte können es genauso treffen. Die Worte oder Bilder sollen aus dem gegenwärtigen Gefühl kommen, such keine Antworten durch Nachdenken. Laß Dir Zeit und fokussiere das Gefühl.

Wenn Du es ganz erfaßt hast, dann löse Dich wieder davon. Konzentriere Dich nun auf all das, was Du in Deinem Leben bisher geschafft hast. Bei aller Unvollkommenheit bist Du ein ganzer Mensch. Im Rahmen Deiner Möglichkeiten bist Du aufgewachsen und hast vieles geleistet: in Deiner Familie, in Schule und Ausbildung, im Alltag, allein und mit anderen - ergänze das, nur Du kennst alle Einzelheiten. Und betrachte das, was bereits geworden ist, was Du erlebt hast.

Niemand auf der Welt kann Dir endgültige Sicherheit geben; es gibt keinen endgültigen Erfolg oder dauerhafte Zufriedenheit. Es ist Deine Aufgabe, Dir selbst zu vertrauen und Dich selbst zu unterstützen. Dazu gehört auch der Mut, Schwierigkeiten zu sehen, zu akzeptieren und trotzdem weiterzusehen. Sich darin nicht zu verlieren, sondern nach vorn zu schauen und nach vorn zu gehen.

Stell Dir vor, wie Du Dir das Blatt Papier nimmst, auf das Du Deine Schwierigkeiten geschrieben hast. Und nun zünde es an und erlebe, wie es sich auflöst. Die Flammen lodern, gleich ist alles vorbei - nur noch dünne Asche steigt empor und wird von einem Luftzug davongetragen, in alle Richtungen verstreut. Alles ist weg.

Stell Dir jetzt vor, wie Du in Zukunft Tage haben wirst, an denen Du Dich unwohl fühlen wirst, an denen manches mißlingt. So wie es Dir schlecht geht, nimmst Du Dir dafür Zeit, spürst die Belastung ganz genau. Aber Du bleibst dabei ganz im Augenblick und Du vertraust Deinem Körper, daß er damit fertig wird.
Und in dem Maß, wie Du Dich immer weniger verunsicherst, Dich immer weniger in Frage stellst und trotz Schwierigkeiten den Mut aufbringst, Dir zu vertrauen, Dich selbst zu bestätigen, wirst Du immer stabiler werden und irgendwann ganz sicher sein, auch in Deinem Kopf sicher wissen, daß Du Belastungen überstehst, daß Du die Verantwortung trägst und die Probleme löst.

So wie es Dein Körper von klein auf schaffte, allen Schwierigkeiten und Belastungen standzuhalten und - indem er sich zum Bedürfnis nach Ruhe bekennt und in Pausen und Schlaf Kraft schöpft - alle Schwierigkeiten zu überwinden.
Und nun komm wieder zurück in die Gegenwart. Du hast viel zu tun gehabt, vieles hat Dich angestrengt. Du hast Dich schlapp gefühlt, vielleicht hast Du Dich so richtig fertig gefühlt. Laß Dich davon nicht überwältigen. In der Pause schöpft der Körper neue Kraft, in der Niedergeschlagenheit werden neue Gefühle der Begeisterung vorbereitet, in dieser Übung gewinnt Dein Geist neue Klarheit. Entscheide Dich, wie Du nun weitermachst. Tu das, was Du tun möchtest. Alles ist wert, daß Du es tust, wenn Du es für wichtig hälst und es bewußt tust. Schlag die Zeit nicht tot. Es wäre zu schade für all das, was Du erleben könntest. Nimm etwas davon in Angriff. Auch der kleine Anfang lohnt. Du wirst weitermachen und weitermachen und es wird etwas herauskommen. Denk an "Beppo-Straßenkehrer" in Momo, den die Angst überfällt, wenn er daran denkt, daß er eine große Straße zu kehren vor sich hat, der aber zufrieden und ohne Sorge ist, wenn er nur an den einen Meter Straße vor sich denkt - bis er plötzlich merkt, daß er Meter um Meter, die ganze Straße gekehrt hat.

Stell Dir jetzt vor, daß Du an einem Marathonlauf[3] *teilnimmst. Der Anfang des Marathons: Luftballons und Transparente sind zu sehen, Farben und Lärm; Du stehst in der Menge der Läufer. Du kannst hören, wie Sie zueinander sprechen, und Du kannst ihre Anwesenheit und ihre Aufgeregtheit spüren. Einige der Leute schreien, lächeln oder reden, und einige sind still. Du streckst Dich, spürst die Straffheit, die Bereitschaft Deiner Muskeln. Es ist ein bewölkter Tag, kühl, mit einer leichten Brise, die Dein Haar bewegt und die Blätter in den Bäumen rascheln läßt, welche am Rand der Straße stehen. Du spürst die Erregung im Magen. Du atmest einige Male tief ein und blickst hinab auf Deine Füße. Für einen Moment ist es still - die Startpistole ertönt - und alle setzen sich in Bewegung.*

---

[3] nach einer Übung von Porter & Foster 1987

Langsam fangen Deine Füße an, die Härte des Straßenbelags zu fühlen, jemand stößt Dich beim Vorüberziehen. Sei Dir Deiner Gefühle bewußt, als zwei oder drei weitere Läufer Dich überholen. Du weißt, daß Du 42 km vor Dir hast, und Du bist Dir Deines Ziels bewußt.
Achte darauf, wie sich Dein Körper anfühlt und welches Deine Worte sind, die Du zu Dir sprichst, als Du die erste km-Markierung passierst. Du spürst den Wind gegen Deine Brust, während Du Deinen Rhythmus findest und Du anfängst, Dich aus der Menge herauszulösen. Kühlt er Dich ab oder drängt er gegen Dich, macht Dich langsamer? Du überholst jemanden und dann noch jemanden, als Du die zweite km-Markierung erreichst. Achte auf Deine Atmung. Schwitzt Du schon? Was machen Deine Beine? Nimm nur Notitz davon und laß die Gedanken darüber wieder frei. Kehr zurück zu Deiner Atmung, während Du weiter die Strecke entlangläufst und die Straße eine Biegung macht und unebener wird. Die Straße wird nun überall von Bäumen gesäumt, deren Äste sich über Deinem Kopf vereinen. Fühle die Kieselsteine unter Deinen Füßen. Du läufst jetzt alleine, im Augenblick ist keiner in Deiner Nähe - km auf km, die Welt gehört Dir - Du fühlst Dich stark und in Kontrolle und Du bemerkst, daß nun kein Wind geht - nur Stille und Frieden umgibt Dich, während Du Dich langsam der nächsten Markierung näherst.
Die Straße macht wieder eine Kurve und Dein Körper lehnt sich in sie hinein. Wie fühlt es sich an? Du kannst Tritte hinter Dir hören und Stimmen in der Stille. Was sagen sie - was sagst Du zu Dir, als Läufer Dich langsam einholen? Verspürst Du irgendwo eine Angespanntheit oder Erschöpfung? Fang an, langsam und im Rhythmus Deiner Schritte und Deiner Atmung zu Dir zu sagen: "ICH BIN STARK".
Du läufst einen kleinen Hang hinauf, unter den Bäumen hervor und auf eine Asphaltstraße. Du fühlst Dich wieder stärker, und Du hältst Deine körperliche Form. Der Wind ist in Deinem Rücken und die Sonne hat kurz die Wolken durchbrochen. Beachte die Wärme auf Deinen Schultern und das Funkeln der Straße. Deine Beine bewegen sich ruhig, kräftig - danke ihnen, danke ihnen für die Arbeit, die sie leisten, für ihre Kraft. Deine Atmung ist gleichmäßig, als Du an die letzten zehn Kilometer herankommst. Ein paar Läufer ziehen vorbei, Du kannst ihren Windzug spüren und ihren Schweiß riechen, als sie vorbeirennen und Teil werden von der Straße vor Dir. Das ist der schwierigste Teil des Rennens, die

letzten zehn Kilometer, richte Dein Augenmerk auf Deine Form. Achte darauf, wie stark Du bist und wie sich Dein Körper anfühlt. Sage nochmals, daß Du Kraft hast, daß Du stark bist. Du weißt, daß Du dem Ziel nahe bist.
Du denkst nun an Deinen Körper; konzentriere Dich nur auf Deine Form; Du bist stark, Du dankst Deinen Beinen und Deinem Körper und würdigst, was sie Dir gegeben haben. Du nimmst Deine Atmung wahr, nimmst tiefe, volle Atemzüge - dabei stellst Du Dir Deine Lungen vor, wie sie dem übrigen Körper Sauerstoff zuführen. Nun setzt Du zur Offensive an, dabei entspannst Du Deine Schultern, hältst ein gleichmäßiges Tempo. Du bemerkst einige Läufer vor Dir und fängst an, sie aufzuholen. Du erreichst sie, überholst sie rasch, gewinnst für etwa fünfzig Meter an Geschwindigkeit und fällst dann wieder in ein angenehmes Tempo. Du erkennst die 40 km-Markierung - nur noch gut 2 km. Du hast fast die ganze Strecke hinter Dir, nur noch wenig zu laufen - ein Kinderspiel! Jetzt kommst Du an Menschen vorbei. Du fühlst Dich immer stärker. Du erinnerst Dich an Deine Formel, und sie erfüllt Dich mit Stärke, Selbstvertrauen, Ausdauer und Freude. Ein Gefühl des Wohlbefindens durchströmt Dich - ich bin ein starker und kräftiger Läufer - ich bin ruhig und flüssig im Lauf - mein Körper ist fit und kraftvoll.
Du kommst an immer mehr Menschen vorbei. Du "fliegst" nun in Deiner eigenen Welt, rennst, fühlst Dich dabei leicht und frei. Jetzt sprintest Du, "fliegst", fühlst die Macht der Vollendung. Die Menschenmengen entlang der Strecke sind jetzt größer; da ist Musik - lächelst Du? Der Schweiß tropft langsam von Deinen Augenbrauen, als Du Deine Schritte verlängerst. Jetzt kannst Du die Ziellinie sehen, während Deine Schultern sich entspannen und Du Dich wohlfühlst in Deiner kraftvollen Art zu laufen. Du atmest schneller, und Du hörst Menschen lachen und rufen. Deine Füße erreichen das Ende, die Ziellinie liegt unter Deinen Schuhen, Du hast es geschafft!
Mit einem tiefen Seufzer verlangsamst Du Deine Schritte. Ist da irgendein Schmerz, schwebst Du, kannst Du überhaupt Deine Beine fühlen? Hol Atem, während Du langsam gehst, auf das Gras blickend, das nun grün unter Deinen Schuhen liegt, Arme in die Hüften gestemmt. Es war ein guter Lauf, Du warst stark. Du entspannst Dich.

Nimm den Frieden wahr, der Dich umgibt, und Dein Gefühl darüber, etwas vollbracht zu haben.
Die Menschenmenge fängt an, sich zu verteilen, und nimmt die Farben, Gerüche und Geräusche mit sich. Du wirst ruhiger, die Beine entspannen sich, die Atmung wird normal. Alles weicht von Dir; mehr und mehr entfernt.

Und zum Abschluß dieser Übung gib Dich ganz den Empfindungen hin, die Du erleben kannst, wenn Du entspannt im Sessel sitzt und Kraft getankt hast. Du spürst den weichen und warmen Sitz unter Dir, und Du lauschst dem beruhigenden Ein und Aus des Atems ...
Deine Stirn ist angenehm kühl und Dein Geist klar ...
Dein Körper ist von einer wonnigen Wärme durchstrahlt, wie sie nur die innere Erholung erzeugen kann ...
Der Körper ist locker und Du spürst Deinen Atem, spürst Luft ein- und ausströmen, ein und aus. Du atmest ganz ruhig, gleichmäßig und ruhig, und nimmst mit jedem Atemzug Frische und Energie auf, mehr und mehr Frische und Energie, frisch und voller Energie. Der ganze Körper wieder voller Energie und Lebenskraft.
Es kommt immer etwas heraus, wenn Du in kleinen Schritten vorangehst. Den schnellen Erfolg brauchst Du nicht. Laß Dir Zeit. Du hast viel Zeit. Nun beendest Du diese Übung, öffnest die Augen, räkelst Dich und nimmst die neue Stärke und Energie mit in Deinen Alltag.

8 Erfolgskontrolle

Von Aha-Erlebnissen und dominanten Umwelt-Einflüssen abgesehen, ergeben sich Verhaltens- und Persönlichkeitsänderungen nur bei konsequentem Training. Dieses muß im Alltag fest eingeplant werden. Anhaltende Bemühungen um die Veränderung bereits gut ausgebildeter Gewohnheiten fallen dennoch sehr schwer, weshalb man sich um Unterstützung durch einen Übungspartner oder Trainer bemühen sollte. Zumindest muß man die eigene Vorgehensweise schriftlich festlegen, um Selbsttäuschungen möglichst auszuschließen.

Ein persönlicher Veränderungsplan sollte ganzheitlich ausgestaltet werden, um die Wahrscheinlichkeit für eine dauerhafte und positive Weiterentwicklung zu erhöhen. Das bedeutet, daß konkrete Ziele systematisch angestrebt werden, Mentales Training mit Übungen in der Realität verbunden wird und die persönlichen Lebensbedingungen in körperlicher, psychischer und sozialer Hinsicht förderlich gestaltet werden.

Ziele

Ziele spornen an; entscheide Dich, was Du anstreben möchtest.

1. Was nimmst Du Dir auf lange Sicht vor?

____

____

2. Was möchtest Du mittelfristig erreichen?

____

____

3. Womit wärst Du zufrieden, wenn Du es in etwa 12 Wochen geschafft hättest?

____

____

Selbstbestätigung

Selbstbestätigung verleiht Dir Mut und Zuversicht. Welche positiven Sätze kannst Du zu Dir selbst sagen,

1. wenn es Dir stimmungsmäßig schlecht geht?

____

____

2. wenn Du einen Fehler gemacht hast?

3. wenn Du eine Anstrengung zu Deiner Veränderung unternommen hast?

Bilder

Innere Bilder unterstützen die Selbstveränderung.

1. Welches vergangene Erlebnis kannst Du so bildhaft reaktivieren, daß Du daraus Kraft und Selbstbewußtsein schöpfst?

2. Welches Bild kannst Du heute für Dich entwickeln, so daß Du Dich darin geborgen, voller Ruhe und Zuversicht empfindest?

Belohnungen

Belohnungen tun auch dem erwachsenen Menschen immer wieder gut. Welche Dinge oder Aktivitäten willst Du Dir dafür gönnen, daß Du Dich um Veränderung bemühst?

____

____

____

Bewegung

Körperliche Bewegung fördert neben dem körperlichen auch das psychische Wohlbefinden.

1. Welche Möglichkeiten hast Du, Dich täglich zu bewegen?

____

____

____

2. Welche Möglichkeiten gibt es für Dich, um mit anderen Menschen Sport zu treiben?

____

____

____

Kontakte

Es gibt viele Möglichkeiten des Kontakts zu anderen Menschen, um Einsamkeit zu reduzieren.

1. Auf welche Menschen wirst Du zugehen, um den Kontakt zu ihnen zu vertiefen?

___

___

___

2. Welche Aktivitäten wirst Du unternehmen, um die Wahrscheinlichkeit für Kontakte zu erhöhen?

___

___

___

Protokolle

Regelmäßige Protokolle sind notwendig, damit man sich nicht selbst etwas vormacht.
Schreib auf, wenn Du Deine mentale Übung machst und notiere, wenn Du Inhalte davon in der Realität anwendest. Wenn Du feststellst, daß Du die Übungen vergessen hast, dann fertige Dir kleine Erinnerungshilfen, z.B. Notizzettel oder farbige Punkte an Stellen, die Du zwangsläufig sehen wirst.

	Mentales Training	Reale Anwendung
Montag		
Dienstag		
Mittwoch		
Donnerstag		
Freitag		
Samstag		
Summe		

Abb. 11: Protokoll zur Selbstkontrolle

Monat	I				II				III			
Woche	1	2	3	4	5	6	7	8	9	10	11	12
Summe Mentales Tr.												
Summe Anwendung												
Gesamt-summe												

Abb. 12: Auswertungsbogen zur Selbstveränderung

9 Kinder und Jugendliche

9.1 Angst vor dem Alleinsein bei Dunkelheit (zwei Jungen, 7 und 9 Jahre)

... z.B. wenn man allein ist, während sonst immer jemand um einen herum ist. Diese Angst bei der Veränderung kommt aus einem selbst heraus, ohne daß etwas zu passieren braucht. Dann kann es sein, daß man etwas hört, was sonst nicht da ist, sieht, was sonst nicht da ist. Das ist nicht schlimm, wenn man weiß, wie man damit fertig wird. Und Ihr wißt schon sehr viel. Ihr könnt Euch z.B. von der Angst ablenken. Das geht auch im Dunkeln, indem Ihr Euch Geschichten ausdenkt mit einem guten Ende. Stellt Euch jetzt einmal vor, daß Euch ein unsichtbarer Indianer zur Seite steht (bezieht sich auf eine den Kindern bekannte Filmgeschichte) oder findet Ihr einen großen Jungen besser, der als Euer fester Freund heute bei Euch übernachtet und mit Euch die Zeit vertreibt? Manchen Kindern hilft am besten die Vorstellung, daß unter ihrem Bett ein Tiger oder ein scharfer Hund Wache hält. Er folgt Euch aufs Wort. Und wenn Ihr ganz ruhig seid, könnt Ihr ihn atmen hören und sogar sein Fell riechen ...

9.2 Aggressives Sozialverhalten (Junge, 8 Jahre)

... Stecki (bezieht sich auf eine Figur, die der Junge aus anderen Geschichten kannte) kommt Dir rasch zu Hilfe und hält den Jungen fest - das beruhigt ihn und Dich auch. Während Ihr weitergeht, sagt Dir Stecki leise, daß er mal einen Spruch gelernt hat, der einem helfen kann, nicht

gegen andere wettzueifern. Er lautet: "Bäh, bah, boh - wozu andere übertrumpfen? Freunde behandelt man nicht so!" Du gehst langsam weiter und sagst Dir den Spruch ein paar mal vor: "Bäh, bah, boh - wozu andere übertrumpfen? Freunde behandelt man nicht so!" Schließlich mußt Du lachen und gehst gut gelaunt mit Stecki nach Hause.
Daheim gibt es gleich Essen. Michael erzählt von der Schule. Als Du berichtest, daß Du fast alle Rechnungen richtig hattest, versucht Michael, dies in Zweifel zu ziehen. Er möchte Dir dieses Erfolgserlebnis madig machen. Aber wie Du gerade die Wut in Dir aufsteigen spürst und ihn laut anschreien willst, fühlst Du Steckis Hand. Sofort wirst Du ruhiger und sagst nun Michael Deinen Spruch auf ...

9.3 Heilung von Warzen an den Fußsohlen (Mädchen, 12 Jahre)

... und diesmal träumst Du von der Karibik...
Wie wäre es mit Badengehen?...
Barfuß gehst Du über die von der Sonne erhitzten Steinplatten zum Strand. Mit jedem Schritt spürst Du die gespeicherte Hitze der Steine unter Deinen Füßen. Jetzt bist Du am Strand; Du gehst Tritt für Tritt über den heißen Sand - die Fußsohlen brennen. Die Hitze des Sandes durchstrahlt mehr und mehr die Fußsohlen.
Jetzt erreichst Du das Wasser, flaches, warmes Salzwasser. Du legst Dich in das flache und warme Meerwasser und läßt Dich von den sanften Wellen umspülen. Das Meer ist angenehm warm. Hier kannst Du es lange aushalten und wirst vom salzigen Wasser angenehm umspült: Sonne, warmes Wasser, leichte Wellen - es ist so schön.
Lange bleibst Du im warmen Salzwasser, die Haut ist schon ganz schrumpelig. Das Salz wirkt heilend auf die Haut. Salz und Sonne heilen die Haut. Ganz tief wird die Haut durchdrungen vom heilenden Salz.
Schließlich gehst Du zurück zu Deinem Liegestuhl. Zurück über den Sand, der jetzt durch die Nässe an den Füßen hängen bleibt bis die Wärme des Sandes den Fuß wieder ganz getrocknet und erwärmt hat.
Auf Deinem Liegestuhl machst Du es Dir schön bequem. Du bist faul und döst in der Sonne, Kopf und Oberkörper sind beschattet. Du döst und träumst, während Dein Körper von der Sonne angenehm warm wird. Die Fußsohlen sind direkt der Sonne ausgesetzt, ganz heiß. Du denkst daran,

wie in Deinem Körper Abwehrkräfte schlummern, und Du stellst Dir vor, wie Deine Abwehrzellen die Warze aufsuchen, wie immer mehr Abwehrzellen im Blut anströmen und die Viren um die Warzen isolieren. Alle Viren der Warzen werden gestellt und von starken Abwehrzellen eingekreist.
Und Du schläfst ein. Und Du träumst. Im Traum erlebst Du Dich in einem alten griechischen Gesundheitszeremoniell. Eine Gruppe von Frauen steht um eine Strecke am Strand, die mit glühenden Kohlen ausgelegt ist, herum. Eine dieser Frauen ist eine alte Heilerin, die mit Dir dieses Gesundheitsritual durchführen wird. Sie beschwört Dich mit fester und bestimmter Stimme und gibt Dir so die Kraft, mit bloßen Füßen über die glühenden Kohlen zu gehen. Und dann sagst Du mehrmals mit ihr den Spruch: 1, 2, 3 und 4, Warze weg von mir! 1, 2, 3 und 4, Warze weg von mir! 1, 2, 3 und 4, Warze weg von mir!
Nun setzt Du ganz ruhig jeden Fuß. Tritt für Tritt auf glühende Kohlen. Deine Fußsohlen sind brennend heiß. Gleich bist Du am Ende der Strekke angelangt. Dann sind alle Unreinheiten abgebrannt.
Du legst Dich entspannt und erleichtert auf den Boden. Die Heilerin bückt sich zu Dir und streicht Dir sanft über die Fußsohlen. Du hörst, wie sie sagt, daß die Warzen nicht mehr wiederkommen werden.
Und dann nehmen Dich die Frauen so ausgestreckt, wie Du am Boden liegst, und heben Dich gemeinsam hoch und jubeln Dir zu: Anerkennung für den Mut und die innere Kraft, die Du zur Heilung aufgebracht hast. Sie werfen Dich in die Höhe und fangen Dich sicher wieder auf - hoch und noch einmal hoch. Es ist so schön zu fliegen und zu dösen und zu träumen...

9.4 Therapeutische Geschichten (Junge, 11 Jahre)

Geheimagent FC 008 an Gero: bitte kommen!
(Details der Geschichte beziehen sich direkt auf den Patienten, z.B. auch der Anfangsbuchstabe des Namens. Der folgende Text war Einstieg für weitere zusammen mit dem Patienten ersonnene Fortsetzungsgeschichten).

Internationale Drogenkriminelle benutzen Kinder als Kuriere. Geheimagent FC 008 erhält den Auftrag, die Hintermänner dieser Verbrechen auszukundschaften und die Schleichwege der Kriminellen offenzulegen. Das ist wieder einer jener Aufträge, die unlösbar erscheinen. Dennoch nimmt 008 diesen Auftrag an; es ist ihm wichtig, daß gegen diese Verbrecher, die Kinder verführen, etwas getan wird. FC 008 weiß nicht, ob er den Auftrag erfolgreich abschließen kann, aber er wird sein Bestes geben.

008 versucht, sich in die Gangster hineinzuversetzen: Er hat es mit organisierten Kriminellen zu tun; also muß er logisch vorgehen, das heißt, immer wieder nachdenken und genau planen. Er weiß auch, daß er es mit brutalen Tätern zu tun hat, also muß er körperlich stark und innerlich fest sein. Beides läßt sich trainieren: Er wird regelmäßig Körperübungen machen, um seine Kraft zu steigern, und er wird mental trainieren, um seine innere Stärke aufzubauen.

008 hat wieder einmal alles im Griff - so scheint es. Aber in Wirklichkeit denkt er angestrengt darüber nach, wie er an die Kindertäter herankommen kann. Über sie führt der Weg zu den Bossen. Auch wenn er sich als Einheimischer verkleidet, werden ihn die Kinder meiden, einfach weil er für sie ein unbekannter Erwachsener ist; sie sind es gewohnt, vor Erwachsenen alles geheim zu halten. Also braucht er einen Partner, der selbst noch ein Kind ist. Wen könnte er mitnehmen?

Mit dieser Frage wendet er sich ans Therapiezentrum; FC 008 ist bereit, sich selbst helfen zu lassen, wenn er allein nicht weiterkommt. Die Mitarbeiter des Therapiezentrums beraten und zweifeln, ob sie diese schwierige Aufgabe einem ihrer Kinder zumuten dürfen. Wenn dann kommt dafür höchstens Gero in Frage, so einigen sie sich, denn der ist unerschrocken und vor allem überhaupt nicht leichtsinnig.

FC 008 spricht mit Gero. Gero entscheidet sich schnell, er hat den Mut, diese Aufgabe zu übernehmen. Und auch 008 hat gleich ein gutes Gefühl: "Ich bin sicher, wir werden gut zusammenarbeiten. Ich brauche Dich und Du wirst mich brauchen. Damit nichts schief geht, müssen wir drei Regeln festlegen, die unbedingte Gültigkeit erfordern:

1. Absolute Offenheit untereinander. Jeder sagt dem anderen, wie er sich selbst fühlt. Denn ein solch riskantes Unternehmen kann nur gelingen, wenn man einander blind vertraut und wenn alles mit 100prozentiger Konzentration geschieht. Kein Mensch kann aber immer hochkonzentriert sein, also muß der Partner wissen, wann eine Pause notwendig wird

oder wann man sich schlecht fühlt und ein Plan besser aufgegeben werden sollte.
2. Die Bereitschaft, Fehler anzunehmen, um daraus zu lernen. Ein solch riskantes Unternehmen ist nicht ohne Fehler möglich. Aber Fehler können nur ausgebügelt und zu einem guten Ende gebracht werden, wenn jeder jederzeit bereit ist, seine eigenen Fehler offenzulegen, mit dem Partner darüber zu reden - auch dann, wenn der sich über diesen Fehler ärgert - und zu überlegen, wie man am besten weitermacht. Gefährlich wird es, wenn ein Fehler vor dem Partner verheimlicht wird und dieser ahnungslos und unvorbereitet bleibt. Wenn dagegen ein Fehler schnell offengelegt wird und man dem Partner sofort sagt, daß man Mist gebaut hat, dann ist das zwar für den Moment ärgerlich, aber die Gefahr ist erkannt. Jetzt geht es darum, aus dem Fehler zu lernen, sich zu überlegen, wie es zu diesem Fehler kam, wie man in Zukunft anders handeln wird und wie man jetzt am besten weitermacht.
3. Immerzu das eigene Selbstvertrauen zu stärken. Bei einem solch riskanten Unternehmen lauern überall Gefahren. Und diese übersteht man auf Dauer nur, wenn man sich selbst immer wieder Mut macht und sich selbst innerlich immer wieder aufbaut. Unvermeidlich werden Fehler passieren, und deshalb ist es ganz wichtig, daß man sich auch als fehlerhafter Mensch selbst mag. Daß man auf eigene Fehler nicht enttäuscht reagiert, sondern daß man sich seinen Fehler eingesteht und sogar mit weiteren Fehlern rechnet und sich dennoch nicht unterkriegen läßt. Dafür ist eine große innere Kraft notwendig. Und dafür muß man ständig arbeiten. Unablässig muß man das eigene Selbstvertrauen stärken, sich innerlich selbst bestätigen, eigene Fehler- wenn sie besprochen und korrigiert worden sind - verzeihen und sich vor allem die Schritte merken, die man richtig gemacht hat."
Gero hat lange zugehört, aber er hat auch gespürt, wie wichtig es für 008 ist, daß er aufpaßt und genau hinhört. Er antwortet deshalb nur: "Ich habe kapiert, daß ich zu 008 absolut offen sein muß, daß ich aus jedem Fehler lernen und 008 über jeden Fehler informieren muß und daß ich für meine innere Kraft selbst verantwortlich bin und daran arbeiten muß, mein Selbstvertrauen zu stärken. Ich bin bereit, so zu handeln."
008 ist begeistert von Geros Aufmerksamkeit und reicht ihm die Hand: "Wir sind Partner und gemeinsam werden wir erfolgreich sein!"

008 erläutert Gero seinen Plan. Als erstes müssen sie so schnell wie möglich nach Berlin. Also hinein ins legendäre 008-Allmobil. Gero stutzt bei dessen Anblick: Das soll das berühmte Allmobil von FC sein? Das sieht doch aus wie ein einfaches Cabrio, ein altertümliches Cabrio sogar. FC erkennt Geros Gedanken und erläutert ihm, daß sie beide nun tatsächlich in das sagenumwobene Allmobil einsteigen, daß es aber für diesen speziellen Einsatz getarnt wurde: So kann man die gepanzerten Scheiben, die es komplett umhüllen, von außen gar nicht sehen. Nachdem beide innen Platz genommen haben und 008 die Luken geschlossen hat - kaum hörbar als ein leises "Pft" - merkt Gero, daß die Geräusche von draußen alle gedämpft sind, genau so, wie in seinem Zimmer bei geschlossenen Fenstern die Geräusche von der Straße nur sehr undeutlich zu hören sind. FC macht nun Gero mit dem Inneren des Allmobils etwas vertraut - später kann es sein, daß Gero auch das Allmobil fahren können muß. Das Allmobil hat seinen Namen, weil es sich unter Wasser, auf dem Wasser, auf Straßen, im Gelände, in der Luft und sogar im Weltraum gleichermaßen bewegen kann. Jede Energie ist hier nutzbar, das heißt, daß man unter Wasser einfach auf Wasserbetrieb umschaltet und schon wird Wasserkraft in Energie für den Antrieb verwandelt. Die Benutzung des Allmobils ist bei alledem auch noch kinderleicht, denn alles ist computergesteuert; und der Steuerungscomputer selbst kann auf Spracheingabe umgeschaltet werden, so daß man ihm ganz einfach sagen kann, was er tun soll.

"Paß auf, gleich geht es los!", warnt FC, damit sich Gero angesichts der abrupten Beschleunigung nicht erschreckt, denn das Allmobil wird von einem superschnellen Raketenmotor angetrieben. 008 überprüft als letzte Vorbereitung noch die Luftwerte, denn auch das ist eine Besonderheit: Wenn die Luken geschlossen sind, wird der Luftdruck im Inneren konstant gehalten; die Luft wird ständig ausgetauscht und gefiltert. So kann das Allmobil sogar durch eine Gaskammer fahren, ohne daß den Insassen etwas passiert. Im Gegenteil, die Luft ist sauberer als in einem heilklimatischen Kurort. Das bewirkt, daß man sich im Inneren nach wenigen tiefen Atemzügen viel frischer fühlt.

FC 008 drückt den Startknopf und sogleich rast das Allmobil los und steigt in die Luft. Der Motor ist kaum zu kören, aber durch die enorme Beschleunigung wird der Körper ganz fest in den Sitz gedrückt. Gero

empfindet dies als ein Schweregefühl in seinem Körper, eine angenehme Schwere. Er versucht, einen Arm von der Lehne hochzuheben, aber es gelingt ihm nicht. Der Arm ist schwer wie Blei. Beide Arme sind so schwer, auch die Beine; der ganze Körper ist schwer, angenehm schwer - Arme und Beine angenehm schwer - der ganze Körper schwer - ganz schwer...
Da schaltet FC auf Dauergeschwindigkeit um, die Beschleunigung läßt nach, augenblicklich schwindet die Schwere aus dem Körper - und der Körper wird leicht. Gero empfindet jetzt ein angenehmes Gefühl von Leichtigkeit im Körper. Der ganze Körper wird leicht, immer mehr leicht. Gero hat das Gefühl zu schweben; er fühlt sich leicht wie eine Feder. Wie eine Feder, die von einem Windhauch getragen wird. Er schwebt...
Und auf einmal spürt Gero auch die Wirkung der speziell gereinigten Luft. Er atmet ganz ruhig und tief und fühlt, wie der Körper dabei frisch wird. Seine Gedanken werden klar; er empfindet ein ganz besonderes Bewußtsein: einerseits völlige innere Ruhe, andererseits ganz klare Gedanken - eine noch nie erlebte Konzentration - ganz ruhig und konzentriert...
Gero spricht FC darauf an und dieser bestätigt ihm die beobachtete Wirkung der Fahrt im Allmobil auf den Körper: "Wenn das Schweregefühl aus dem Körper schwindet, erlebst Du einen besonderen Zustand, eine Trance, die Dich Raum und Zeit vergessen läßt. In diesem Zustand kannst Du Unglaubliches leisten - Alles, was Du schon einmal gelernt hast, ist wieder gegenwärtig; alles, was schon vergessen schien, kann wieder in Erinnerung gerufen werden." Gero findet diesen Zustand phantastisch; er hat das sichere Gefühl, ein Genie zu sein. Es ist tatsächlich so, daß ihm vieles einfällt, was er früher einmal gelernt hat. Und damals war er sich manchmal nicht sicher, wie etwas anzuwenden sei; aber jetzt, sobald er an etwas Bestimmtes denkt, weiß er sofort genau Bescheid. Absolute Sicherheit und 100prozentig logisches Denken sind ihm jetzt möglich. Daß er solch phantastische Möglichkeiten in sich trägt - nie hätte er das geglaubt, wenn es ihm jemand vorhergesagt hätte. Aber jetzt weiß er es, denn er spürt es in seinem Körper. Ein angenehmer Zustand innerer Ruhe, Sicherheit und Konzentration - ganz ruhig und sicher...
008 zeigt nach draußen. "Das ist schon Berlin". Fürs erste ist die tolle

Reise also gleich beendet. 5, 4, 3, 2, 1, das Allmobil steht.
FC 008 und Gero steigen aus. Gero schaut noch einmal ungläubig von außen auf das Allmobil - eine perfekte Tarnung; keiner der Passanten beachtet das Cabrio. "Wenn die wüßten, daß das das berühmte Allmobil von Geheimagent FC 008 ist", denkt Gero beim Weitergehen. "So können wir unseren Auftrag unerkannt erledigen. Es ist schon besser so, als wenn alle uns und unser Allmobil bestaunen".
Nach kurzer Wegstrecke zeigt 008 auf ein Haus mit popig gestalteter Fassade und sagt: "Das ist Dein Einsatzort. Wir haben Informationen, daß sich hier die wichtigsten Leute der Kinder-Drogen-Organisation treffen. Du mußt herausfinden, wer hier verkehrt und wer wofür verantwortlich ist. Mehr kann ich Dir im Moment nicht sagen. Vertrau Dir selbst, dann wirst Du Kontakt finden und uns bald genauere Informationen liefern können. Ach ja, merk Dir diese Nummer- er zeigt Gero einen kleinen Zettel- dies ist unsere Verbindung über Telefon. Hast Du Dir die Nummer eingeprägt? Ansonsten treffen wir uns immer wieder im Allmobil, wo wir auch schlafen werden. Viel Erfolg!" 008 drückt Gero kurz auf die linke Schulter - dabei spürt dieser wieder das Gefühl innerer Ruhe gepaart mit Konzentration, wie er es im Allmobil kennengelernt hatte: ganz ruhig und konzentriert. Kurz darauf ist 008 verschwunden.
Gero schaut sich das Zielobjekt seiner Beobachtungen zunächst einmal etwas genauer an. Kinder und Jugendliche gehen ein und aus. Er faßt sich ein Herz und geht selbst hinein. Als erstes betritt er einen großen Raum mit vielen Tischen und Stühlen, einzelnen Kicker- und Billard-Tischen und einer kleinen Theke. In zwei Gruppen sitzen Kinder und Jugendliche zusammen. Die einen spielen Karten, die anderen unterhalten sich. Zu ihnen will er sich dazugesellen. Deshalb greift er sich einen freien Stuhl und nimmt bei ihnen Platz. Sein Herz klopft so heftig, daß er kurz denkt, die anderen könnten es merken, aber da erinnert er sich an die Berührung seiner Schulter durch 008 und empfindet wieder dieses Gefühl des Selbstvertrauens. Er weiß, daß es ganz normal ist, daß er hier und jetzt aufgeregt ist, allein in dieser fremden Umgebung. Indem er daran denkt, daß der legendäre FC 008 ihm sein Vertrauen geschenkt hat, faßt er weiter Mut und wird lockerer.
Einer aus der Gruppe, manche haben ihn mit "Spitze" angesprochen, wendet sich an ihn und fragt, wo er herkomme. Gero antwortet kurz, daß

er auf der Durchreise sei und sehen wolle, ob hier etwas los sei. Spitze nimmt daraufhin drei andere aus dieser Gruppe mit an einen etwas entfernten Tisch. Gero beobachtet sie. Spitze ist vielleicht 2 Jahre älter als er selbst. Da er den Eindruck hat, daß Spitze eine wichtige Kontaktperson ist, will er versuchen, sich an ihn heranzumachen. Obwohl er noch ganz fremd ist, drängt er sich dieser Gruppe auf, jetzt innerlich irgendwie aufgewühlt, aufgeregt und angetrieben, ohne daß er genau wüßte, was er vor hat. Spitze will ihn aber nicht um sich haben und fährt ihn an: "Verpiß Dich!". "Dieser Spitze ist ganz schön eingebildet", denkt Gero und ignoriert dessen Aufforderung. Plötzlich steht Spitze auf, schubst und boxt ihn: "Wir können Dich hier nicht gebrauchen, hau ab!". Gero geht es jetzt wie so oft daheim, wenn sein älterer Bruder meint, über ihn bestimmen zu müssen. Er fängt innerlich an zu kochen, brüllt Spitze an und macht ihm eine Drohgebärde. Gero kann es ums Verrecken nicht ausstehen, wenn er wie ein kleiner Depp behandelt wird. Aber kaum hat er sich so erregt, da merkt er, daß er einen Fehler gemacht hat. Spitze und ein anderer packen ihn und werfen ihn kurzerhand aus dem Haus. So sehr er sich auch wehrt und windet, sie sind stärker, und er landet unsanft draußen auf dem Pflaster. Da liegt er auf dem Gehweg und ist den Tränen nahe. Hat er jetzt mit seinem Jähzorn schon alles kaputt gemacht?
Er denkt an seine drei Versprechen und macht sich auf den Weg zum Allmobil. Anders als sonst macht er sich unterwegs keine Selbstvorwürfe, sondern versucht sich selbst zu bestätigen, wie es das dritte Versprechen verlangt. Er hat Mut bewiesen und die Angst überwunden. Auch ist er tapfer, daß er jetzt trotz des Fehlschlags direkt 008 aufsucht, um ihm die Lage zu schildern. Ganz offen will er alles schildern und ist bereit, sich FCs Vorwürfe anzuhören.
So kommt er, wieder einigermaßen gefaßt, ins Allmobil und berichtet von seinem vergeblichen Kontaktversuch. 008 hört genau zu, und am Ende lobt er Gero, daß er sich ihm so offen anvertraut und damit zeigt, wie ernst er das erste Versprechen nimmt. Und dann will er noch genauer wissen, was in Gero innerlich abgelaufen ist, als er plötzlich so wild geworden war. Gero muß erst darüber nachdenken, denn alles war so schnell passiert. Allmählich wird deutlich, daß er sich wohl vom Gehabe des etwas älteren "Spitze" provoziert gefühlt hatte; er fühlte sich von diesem irgendwie gedrückt, nicht ernst genommen und für dumm gehal-

ten. Das ist etwas, was er nicht ertragen kann. Sobald er diesen Eindruck gewinnt, regt er sich auf, überprüft dann diesen Eindruck gar nicht mehr und merkt dabei auch nicht, wie er laut wird und selbst dazu beiträgt, daß die anderen sich über ihn ärgern müssen und schließlich auch gar nicht mehr auf ihn eingehen können.
008 nimmt Gero in den Arm und erzählt ihm, daß er selbst früher ein Hitzkopf war. Er hat erst lernen müssen, in Schwierigkeiten einen klaren Kopf zu behalten. Und noch heute braucht er Tricks, um immer so cool bleiben zu können, wie es andere an ihm bewundern. Er verrät Gero, was er sonst noch keinem Menschen erzählt hat. "Als Kind hatte ich immer wieder große Angst; und die habe ich erst überwunden, nachdem ich es geschafft habe, einen unsichtbaren Indianer für mich zu erfinden. Mit diesem unsichtbaren Indianer bin ich lange Zeit herumgelaufen: Er hat mir durch seine Größe und Stärke Mut gemacht, und mit ihm habe ich mich in schwierigen Situationen beraten." Weil dieser Indianer immer so gelassen und fest wirkte, hat ihn 008 zum Vorbild genommen und an ihm gelernt, selbst immer mehr die Ruhe zu bewahren. "Oft wollte ich wütend werden", erzählt er weiter, "dann habe ich schnell zur Seite geschaut, sah diesen großen und starken Indianer, wie er vollkommen ruhig dastand und ganz bewußt tief atmete. So übernahm ich mit der Zeit seine Losung: In der Ruhe liegt die Kraft! Dieser Spruch zusammen mit einem tiefen Atemzug und das Bild meines Indianers vor Augen haben mich dann beruhigt. Und so habe ich allmählich gelernt, nicht mehr hitzig und laut zu reagieren, sondern mit Bedacht und überlegen. Und heute werde ich von anderen bewundert, wie gelassen ich selbst in größter Gefahr bleiben kann. Aber auch dafür habe ich einen Trick, den ich Dir verraten will".
008 schildert Gero, daß er in schwierigen Situationen, wenn er die Kontrolle zu verlieren droht, mit einer Minipause, wie er das nennt, erreicht, daß er wieder ganz cool wird. Diese Minipause bekommt keiner um ihn herum mit, aber sie hilft ihm, wieder zu innerer Stärke zurückzufinden. Dabei kneift er sich selbst kurz und fest in den Oberschenkel, atmet einmal tief ein und läßt den Atem ganz langsam ausströmen. Gleichzeitig schiebt er gedanklich für einen kurzen Moment ein Bild in sein Bewußtsein. Das heißt, für den Moment des Ausatmens versetzt er sich gedanklich in eine andere Situation, z.B. sieht er sich in den Armen einer lieben Freundin oder er tanzt einen fetzigen Rocknroll. Das dauert alles nur

wenige Sekunden, aber danach ist sein Ärger oder seine Angst - und oft kommt beides zusammen - wieder so weit gesunken, daß er weiter besonnen reagieren kann. Dann kann er sich wieder auf seine innere Kraft besinnen, wird ruhig, und andere staunen über seine Coolness.
Zwischenzeitig hat 008 die Sitze des Allmobils in Liegen verwandelt. Gero ist müde nach all den aufwühlenden Erlebnissen dieses Tages. Er fühlt sich so erleichtert, nachdem er sich mit FC 008 ausgesprochen hat, und spürt, wie dieses Vertrauen, das er 008 entgegenbringt, als innere Stärke wieder zu ihm zurückkommt. Müde, aber ganz ruhig und sicher...

Im Einschlummern spürt er noch, wie 008 ihm übers Haar streicht, oder war dies schon im Traum? Er schläft einen Schlaf voller Ruhe und Selbstvertrauen. Tief und fest, ganz ruhig und sicher - tief entspannt, ganz ruhig und sicher...
Als Gero nach einer erholsamen Schlafpause erfrischt aufwacht, sieht er sich im Raum um und freut sich auf den neuen Tag.
So wie auch Du Dich Deiner Umgebung wieder bewußt wirst, Geräusche von nebenan und draußen deutlicher wahrnehmen kannst, hellwach und selbstbewußt Deinen Weg gehst.

10 Supervision

Soziale Berufe zeichnen sich u.a. durch komplexe Aufgabenstellungen aus, in denen man immer wieder an die eigenen Grenzen stößt und zudem die Erfahrung macht, daß andere Menschen, für die man zuständig ist, mit einem unzufrieden sind. Die reale Situation ermöglicht oft kein zum Lernen und inneren Wachsen geeignetes Feedback; deshalb ist Supervision in sozialen Berufsfeldern, wie Lehre, Menschenführung und Therapie, immer wieder, zeit- oder fallweise notwendig (Rappe-Giesecke 1990).

Supervision ist in vielerlei Hinsicht dem therapeutischen Geschehen ähnlich. Supervisanden brauchen Feedback und Bestätigung, suchen manchmal die Erlaubnis für bestimmte Vorgehensweisen und profitieren von Anregungen zur Reflexion und Anleitung zum konkreten Vorgehen. Wie der Therapeut gegenüber dem Patienten hat der Supervisor den Vorteil, Außenstehender zu sein, was es erleichtert, Beziehungsgeschehen zu analysieren und Anregungen zu geben, die nicht im Verdacht stehen, als voreingenommen bewertet zu werden.

Ist es das Anliegen der Supervision, Schwierigkeiten des Therapeuten in bestimmten Situationen zu analysieren, stehen ähnliche Möglichkeiten zur Verfügung wie in der Psychotherapie. Hier sei auf die systematische Beobachtung ebenso verwiesen wie auf "innere Arbeit", z.B. das Entwickeln innerer Bilder nach Induktion bestimmter Vorstellungen. Geht es in der Supervision darum, methodisches Wissen und dessen Umsetzung in die Realität zu vermitteln, sollte Mentales Training helfen können, die Informationsvermittlung zu verbessern und den Schritt zwischen Informationsaufnahme und ihrer Anwendung zu erleichtern. Auch das Problem der Unfähigkeit vieler Menschen zu systematischer Veränderung, sollte durch Supervision ebenso wie in der Therapie reduziert werden können. Gerade auch die im Mentalen Training geförderte Erfolgserwartung dürfte dazu beitragen, ein als notwendig erkanntes Verhalten systematisch und regelmäßig anzuwenden. Frustrationen aufgrund der Diskrepanz zwischen Heilserwartungen und Realisierungsmöglichkeiten können z.B. durch Übungen, wie oben unter dem Stichwort Burnout (Kap. 7.4) beschrieben, bearbeitet und überwunden werden. Jeder Therapeut, Lehrer, Pfleger usw. sollte zudem für sich wie für seine Patienten und Schüler einen Zugang zu kreativen Formen der Analyse und Abreaktion schaffen. Schreiben und Malen sind wenig aufwendige Methoden, um Gefühle zu klären und mit Schwierigkeiten fertig zu werden. Viel zu wenig werden m. E. diese Methoden als Therapeutikum verwandt, obwohl die Grundfertigkeiten bei so gut wie allen Menschen der Industriegesellschaft gegeben sind. Eine einleitende Entspannungsübung erleichtert die Entwicklung innerer Bilder zur aktuellen Situation, was sich wiederum förderlich auf die schriftliche Verbalisierung der Gefühle und Gedanken auswirkt. Ziel ist sowohl die Abreaktion, die Bewältigung als auch neue Erkenntnis. Wer dieses Hilfsmittel zur Psychohygiene für sich selbst erschlossen hat, kann es auch überzeugender Patienten empfehlen. Mancher tut sich leichter, wenn er sein "Tagebuchschreiben" zunächst als Briefe an andere, persönlich wichtige Personen adressiert, ohne diese tatsächlich abzuschicken.

Neben dem fachlichen Wissen haben das Rollenverständnis und das Rollenverhalten des Therapeuten, Leiters usw. eine wichtige Funktion für das Therapie- bzw. Gruppengeschehen und sind es wert, in der Supervision thematisiert zu werden. Hier wiederum hilft z.B. Mentales Training dem Supervisanden, die dafür notwendige innere Haltung zu erwerben. Ein lediglich verbaler Austausch hierüber wäre unzureichend.

Tagebuchschreiben und sozialer Austausch, innerhalb und außerhalb von Supervision, helfen besser als Wissensanhäufung mit dem "Trauma" fertig zu werden, daß man auch als Therapeut, Lehrer und Leiter nicht perfekt ist. Kritik muß akzeptiert und konstruktiv umgesetzt werden können, Sicherheit muß sich auch bei fehlender sozialer Rückmeldung einstellen, will man ein Leben lang befriedigend andere Menschen anleiten und betreuen.

Die folgende Übung stellt sich dem Thema der Unsicherheit und Fehlentscheidungen provozierenden Nicht-Rückmeldung im Unterricht und kann leicht abgewandelt auf andere Tätigkeiten mit entsprechenden Anforderungen, z.B. mündliche Prüfungen oder therapeutische Sitzungen übertragen werden.

Machen Sie es sich bequem und nehmen Sie sich etwas Zeit für Sie selbst. Versuchen Sie etwas abzuschalten; lassen Sie die Muskeln locker, im ganzen Körper locker lassen. Folgen Sie der Atmung, dem gleichmäßigen Ein und Aus des Atems.
Und dann sehen Sie sich auf dem Weg zu Ihrem Unterricht. Alle, denen Sie begegnen sind unterwegs zu ihren Unterrichtsräumen, jeder findet höchstens knappe Worte und kurze Blicke für andere. Sie spüren zunehmende innere Spannung. Negative Erinnerungen an verunglückte Unterrichtsstunden tauchen in Ihnen wieder auf. Gedanken an schwierige Schüler und unzufriedene Eltern schießen dazwischen. Enttäuschter Idealismus, Gefühle von Unzulänglichkeit machen sich breit. Alles erscheint distanziert und unnahbar. Eine kühle Atmosphäre im Sie umgebenden Raum. Sie empfinden Einsamkeit und innere Leere.
Im Klassenzimmer scheinen alle weit von Ihnen entfernt. Sie wollen sich konzentrieren und führen Ihr heutiges Thema aus; es ist, als ob Sie allein hier wären - keinerlei Reaktion, keine Rückmeldung. Sie bieten mehr zum Thema an, aber das scheint gar nicht zu interessieren. Sie werden unsicher und fragen sich, ob Sie das Thema noch einmal anders angehen sollen. Haben die Schüler andere Erwartungen? Wäre anderes wichtiger?
Dann fällt Ihnen ein, daß es Ihre Rolle ist, zu entscheiden und anzubieten, anzusprechen und zu geben.
Sie machen ruhig und fest weiter. Es erfolgen keinerlei Reaktionen. Da gähnt einer, ein anderer schaut in der Gegend umher, sind das Signale an Sie, sollen Sie abbrechen? Ist alles falsch? Wäre ein anderes Thema geeigneter? Sie werden immer unsicherer. Fehlt der rote Faden in Ihren Ausführungen? Klingen diese überhaupt logisch?
Sie reißen sich zusammen und konzentrieren sich auf Ihre

Vorbereitungen. Sie wollen Ihre Aufgabe erfüllen, das von Ihnen für gut befundene Thema und Material darstellen. Sie blenden aus das Tuscheln, das Auf-die-Uhr-schauen, Fingerspiele und negative Bemerkungen. Sie wollen sich nicht irritieren lassen, es ist Ihre Stunde, Sie werden sie gekonnt zu Ende führen, Sie machen entschlossen weiter, Ihre Aussagen werden noch prononcierter, Sie erwarten jetzt keine positive Rückmeldung.
Und nun merken Sie, daß es läuft. Sie wissen, daß Ihre Ausführungen in Ordnung sind. Es ist nicht der Zeitpunkt für eine harmonische Gruppensitzung, also machen Sie das, wofür Sie gerade zu stehen haben: Sie gestalten die Stunde. Jetzt melden sich einige. Die Frage eines Schülers klingt interessant. Sie sind überrascht; sollte Ihr Eindruck falsch gewesen sein? Waren die Schüler gar nicht unzufrieden? Nun bringen Sie das Thema für heute zu einem Ende; die Stunde ist vorbei.
Während Sie Ihre Unterlagen zusammenräumen, kehren Sie innerlich ganz zu sich selbst zurück. Mit jedem Gegenstand den Sie anfassen, loben Sie sich dafür, daß Sie durchgehalten haben, daß Sie sich ganz auf die eigenen Möglichkeiten konzentriert haben. Sie sind mit sich in dieser Situation zufrieden. Sie stehen zu sich selbst.

Und Sie ziehen nun ein Resümee: Sie hatten sich vorbereitet, Sie waren Ihren getroffenen Entscheidungen treu geblieben, Sie haben das Positive gesucht, Sie sind im Rahmen der Gruppenmöglichkeit auf den einzelnen Menschen eingegangen, Sie haben Stabilität in sich selbst gefunden.

Und nachdem Sie alles eingepackt haben, treffen Sie draußen Kollegen, die Sie darauf ansprechen, daß man den Schülern ansehe, daß es im Unterricht gut gelaufen sei. Sie nehmen diese Aussage in sich auf wie ein Fettpolster, von dem Sie in der Hungersnot zehren.

Sie sind jetzt ein Profi, der für seine Anstrengungen bezahlt wird. Sie reflektieren Ihre Leistung und versuchen sich zu verbessern.

Die dafür nötige Kraft finden Sie durch innere Bestätigung. Positive Rückmeldung von außen freut Sie, ist aber nicht notwendig. Sie konzentrieren sich nun ganz auf den Teil Ihres Körpers, wo das Fettpolster der Bestätigung und Selbstbestätigung sitzt und lassen ein Gefühl der professionellen Zufriedenheit durch Ihren Körper strömen. Und wo immer Sie einen Rest von Verspannung spüren, streichen Sie mit beiden Händen leicht nach außen, die Berührung nimmt die letzte Spannung weg: Jetzt ist überall Zufriedenheit und Sicherheit.

11 Literatur

Apfelbaum, B. (1988). Ich-analytische Sexualtherapie. In Christmann, F. (Hrsg.), Heterosexualität. Ein Leitfaden für Therapeuten (S. 99-156). Berlin, Heidelberg, New York: Springer-Verlag.

Bandura, A. (1969). Principles of behavior modification. New York: Holt, Rinehart & Winston.

Bandura, A. (1982). Self-Efficiacy Mechanism in Human Agency. American Psychologist, 37, 122-147.

Bauer, W., Allmer, H. & Knobloch, J. (1973). Subjektive Reaktionsände-run gen in der Antizipations- und Relaxations-Phase einer Wettkampfsituation. In Feige, K., Hahn, E., Riedler, H. & Stabenow, G. (Red.), Bericht über den III. Europäischen Kongreß für Sportpsychologie (S. 201-213). Schorndorf: Hofmann.

Blaser, A. (1982). Wirkfaktoren in der Psychotherapie. In Bastine, R., Fiedler, P.A., Grawe, K., Schmidtchen, S. & Sommer, G. (Hrsg.), Grundbegriffe der Psychotherapie (S. 455-458). Weinheim: Edition Psychologie.

Birbaumer, N. (1982). Psychophysiologische Grundlagen in der Psychotherapie. In Bastine, R., Fiedler, P.A., Grawe, K., Schmidtchen, S. & Sommer, G. (Hrsg.), Grundbegriffe der Psychotherapie (S. 299-302). Weinheim: Edition Psychologie.

Bongartz, B. & Bongartz, W. (1988). Hypnose. Wie sie wirkt und wem sie hilft. Zürich: Kreuz-Verlag.

Bongartz, W. (1991). Drehschwindel (Morbus Meniere). In Peter, B., Kraiker, C. & Revenstorf, D. (Hrsg.), Hypnose und Verhaltenstherapie (S. 75-81). Bern, Stuttgart, Toronto: Huber-Verlag.

Cautela, J.R. (1967). Covert sensitization. Psychological Reports, 20, 459-468.

Cautela, J.R. (1970a). Covert reinforcement. Behavior Therapy, 1, 33 - 50.

Cautela, J.R. (1970b). Covert negative reinforcement. Journal of Behavior Therapy and Experimental Psychiatry, 1, 273-278.

Celinski, M.J. (1992). Hypnosis in Neurological Rehabilitation. In Bongartz, W. (Ed.), Hypnosis: 175 Years after Mesmer (pp 357-362). Konstanz: Universitätsverlag.

Christmann, F. (1976). Katamnese in der Verhaltenstherapie. Mitteilungen der GVT, 8, 280-288.

Christmann, F. (1987). Empirische Untersuchung zum Mentalen Training als Einzeltherapie bei sexuellen Funktionsstörungen. Tübingen: Dissertation, Universität, Fakultät für Sozial- und Verhaltenswissenschaften.

Christmann, F. (Hrsg.). (1988). Heterosexualität. Ein Leitfaden für Therapeuten. Berlin, Heidelberg, New York: Springer-Verlag.

Christmann, F. (1991). Wie man mit Hypnose verhaltenstherapeutische Früchte erntet. Hypnose und Kognition, 2, 11-14.

Christmann, F. (1991). Hypnose in der Sexualtherapie - neue Möglichkeiten oder neue Probleme? Experimentelle und klinische Hypnose, 2, 147-153.

Christmann, F. (1993).Von den Schwierigkeiten und Chancen ganzheitlicher Behandlung. In Christmann, F., Dietrich, M. & Larbig, W. (Hrsg.), Ambulante Verhaltensmedizin und Psychotherapie. Der Blick über den Zaun (S. 58-66). München: Quintessenz-Verlag.

Däumling, M. (1973). Bewegungsantizipation in Training und Wettkampf. In Ulich, E. (Hrsg.), Schriftenreihe Training und Beanspruchung, Bd. III: Beiträge zum Mentalen Training (S. 52-95). Frankfurt/M: Limpert-Verlag.

Eberwein, W. (1993). Wanderungen in der Traumwelt. Experimentelle und klinische Hypnose, 1, 51-70.

Engler, H.-J. & Tiegel, G. (1973). Zur Intensität und Effektivität von unterschiedlichen Unterrichtsformen im Sportunterricht. In Ulich, E. (Hrsg.), Schriftenreihe Training und Beanspruchung, Bd. III: Beiträge zum Mentalen Training (S. 116-148). Frankfurt/M: Limpert-Verlag.

Eberspächer, H. (1990). Sportpsychologie. Hamburg: Rowohlt-Verlag.

Epstein, S. (1973). Versuch einer Theorie der Angst. In Birbaumer, N. (Hrsg.), Neuropsychologie der Angst (S. 184-241). München, Berlin, Wien: Urban & Schwarzenberg.

Epstein, G. (1992). Gesund durch die Kraft der Vorstellung. München: Kösel-Verlag.

Fischer, P. (1986). Diagnostik als Anleitung zur Selbstreflektion. Landau: Erziehungswissenschaftliche Hochschule Rheinland-Pfalz.

Fliegel, S., Groeger, W.M., Künzel, R., Schulte, D. & Sorgatz, H. (1981). Verhaltenstherapeutische Standardmethoden. München: Urban & Schwarzenberg.

Forster, T. (1990). Hypnotherapie bei Angstsyndromen. In Revenstorf, D. (Hrsg.), Klinische Hypnose (S. 218-239). Berlin, Heidelberg, New York: Springer-Verlag.

Florin, I. (1978). Entspannung - Desensibilisierung. Stuttgart: Kohlhammer-Verlag.

Grawe, K. (1987). Schema-Theorie und heuristische Psychotherapie. Bern: Universität, Forschungsberichte aus dem Psychologischen Institut.

Guillerey, M. (1955). Une nouvelle methode psychotherapique. Psyche, 1, 405-436.

Günther, W. (1980). Untersuchungen zur Wirksamkeit mentaler Trainingsverfahren grobmotorischer Bewegungen bei der Rehabilitation zentralmotorisch Behinderter. Tübingen: Universität, Dissertation an der Fakultät für Sozial- und Verhaltenswissenschaften.

Hagedorn, G. (1982). Psychologie im sportlichen Training. In Thomas, A. (Hrsg.), Sportpsychologie (S. 183-200). München: Urban & Schwarzenberg.

Hoffmann, N. (1981). Kognitive Probe. In Linden, M., Hautzinger, M. (Hrsg.), Psychotherapiemanual (S. 111-114). Berlin, Heidelberg, New York: Springer-Verlag.

Hoppe, F. (1985). Direkte und indirekte Suggestionen in der hypnotischen Beeinflussung chronischer Schmerzen. In Peter, B. (Hrsg.), Hypnose und Hypnotherapie nach Milton Erickson (S. 58-75). München: Pfeiffer-Verlag.

Innerhofer, P. (1977). Das Münchner Trainingsmodell. Berlin, Heidelberg, New York: Springer-Verlag.

Kanfer, F.H. (1973). Die Aufrechterhaltung des Verhaltens durch selbsterzeugte Stimuli und Verstärkung. In Hartig, M. (Hrsg.), Selbstkontrolle (S. 77-98). München: Urban & Schwarzenberg.

Kanfer, F.H. & Goldstein, A.P. (Hrsg.). (1977). Möglichkeiten der Verhaltensänderung. München: Urban & Schwarzenberg.

Kanfer, F.H., Reinecker, H. & Schmelzer, D. (1991). Selbstmanagement-Therapie. Berlin, Heidelberg, New York: Springer-Verlag.

Kemmler, R.W. (1982). Psychologie im sportlichen Wettkampf. In Thomas, A. (Hrsg.), Sportpsychologie (S. 201-213). München: Urban & Schwarzenberg.

Kirsch, I. (1992). The Social Learning Theory of Hypnosis. In Bongartz, W. (Ed.) Hypnosis: 175 Years after Mesmer (pp 173-186). Konstanz: Universitätsverlag.

Kossak, H.-C. (1990). Verhaltenstherapeutische Selbstkontollmethoden unter Hypnose. Verhaltenstherapie und psychosoziale Praxis, 2, 199-224.

Kossak, K.-C. (1989). Hypnose: ein Lehrbuch. München: Psychologie-Verlags-Union.

Kossak, H.-C. (1992). Studium und Prüfungen besser bewältigen. München: Quintessenz-Verlag.

Kraiker, C. (1991). Agoraphobie. In Peter, B., Kraiker, C. & Revenstorf, D. (Hrsg.), Hypnose und Verhaltenstherapie (S. 46-55). Bern, Stuttgart, Toronto: Huber-Verlag.

Kraiker, C. (1991). Hypnose und Verhaltenstherapie: Was kann die Verhaltenstherapie von der Hypnose lernen? In Peter, B., Kraiker, C. & Revenstorf, D. (Hrsg.), Hypnose und Verhaltenstherapie (S. 188-213). Bern, Stuttgart, Toronto: Huber-Verlag.

Kroger, W.S., Fezler, W.D. (1976). Hypnosis and behavior modification: Imagery conditioning. Philadelphia: Lippincott.

Kruse, P., Gheorghiu, V.A. (1992). Self-Organization Theory and Radical Constructivism: A New Concept for Understanding Hypnosis, Suggestion and Suggestibility. In Bongartz, W. (Ed.), Hypnosis: 175 Years after Mesmer (pp 161-172). Konstanz: Universitätsverlag.

Lanari, A. & Gramaccioni, G. (1992). Hypnosis and the Athlete's Mental Training. In Bongartz, W. (Ed.), Hypnosis: 175 Years after Mesmer (pp 461-468). Konstanz: Universitätsverlag.

Lazarus, R.S. & Launier, R. (1981). Stressbezogene Transaktionen zwischen Person und Umwelt. In Nitsch, J.R. (Hrsg.), Streß - Theorien, Untersuchungen, Maßnahmen (S. 213-259). Bern, Stuttgart: Huber-Verlag.

Leuner, H. (1981). Katathymes Bilderleben. Grundstufe. Stuttgart: Thieme-Verlag.

Linden, M. & Hautzinger, M. (Hrsg.). (1981). Psychotherapiemanual. Berlin, Heidelberg, New York: Springer-Verlag.

Lutz, R. (1980). Skript zur Entspannungsinstruktion. Mitteilungen der DGVT, 3, 530-545.

Maass, H. (1981). Der Therapeut in uns. Olten, Freiburg: Walter-Verlag.

Mahoney, M. (1977). Kognitive Verhaltenstherapie. München: Pfeiffer-Verlag.

Marlatt, G.A., Perry, M.A. (1977). Methoden des Modellernens. In Kanfer, F.H. & Goldstein, A.P. (Hrsg.), Möglichkeiten der Verhaltensänderung (S. 133-177). München, Wien, Baltimore: Urban & Schwarzenberg.

Masters, W.H. & Johnson, V.E. (1970). Human sexual inadequacy. Boston: Little Brown. Dt. Übersetzung 1973: Impotenz und Anorgasmie. Frankfurt/M: Goverts.

Münzel, K. & Tunner, W. (1983). Lerngeschichtliche Interpretation und Probehandlung. Zeitschrift für Klinische Psychologie, 4, 245-272.

Ostrander, S., Ostrander, N. & Schroeder, L. (1980). Leichter Lernen ohne Streß. Superlearning (3. Aufl.). Bern, München: Scherz-Verlag.

Peter, B., Kraiker, C. & Revenstorf, D. (Hrsg.). (1991). Hypnose und Verhaltenstherapie. Bern, Stuttgart, Toronto: Huber-Verlag.

Porter, K. & Foster, J. (1987). Mentales Training. München, Wien, Zürich: BLV Verlagsgesellschaft.

Preiser, S. (1989). Zielorientiertes Handeln. Ein Trainingsprogramm zur Selbstkontrolle. Heidelberg: Asanger-Verlag.

Quekelberghe, R. v. (1985). Albert und Sigrid. Eine Einführung in die Lebenslaufanalyse. Landau: Erziehungswissenschaftliche Hochschule Rheinland-Pfalz.

Rappe-Giesecke, K. (1990). Theorie und Praxis der Gruppen- und Teamsupervision. Berlin, Heidelberg, New York: Springer-Verlag.

Rauch, E. (1990). Autosuggestion und Heilung (5. Auflage). Heidelberg: Haug-Verlag.

Reinders, M., Hoogduin, K. & Boelaars, V. (1994). Hypnose und Verhaltenstherapie bei Schreibkrampf. Experimentelle und Klinische Hypnose, 2, 159-166.

Revenstorf, D. (1983). Psychotherapeutische Verfahren, Bd. III: Humanistische Verfahren. Stuttgart: Kohlhammer.

Revenstorf, D. (1993). Zur Theorie der Hypnose (2. Aufl.). In Revenstorf, D. (Hrsg.), Klinische Hypnose (S. 84-104). Berlin, Heidelberg, New York: Springer-Verlag.

Revenstorf, D. (1991). Hypnose als kognitive Therapie. In Peter, B., Kraiker, C. & Revenstorf, D. (Hrsg.), Hypnose und Verhaltenstherapie (S. 213-252). Bern, Stuttgart, Toronto: Huber-Verlag.

Rost, W. (1990). Emotionen: Elixiere des Lebens. Berlin, Heidelberg, New York: Springer-Verlag.

Roth, W.L. & Keßler, B.H. (1979). Verdeckte positive Verstärkung: Analyse und Kritik klinischer Therapieexperimente. Mitteilungen der DGVT, 4, 677-712.

Schmelzer, D. & Pfahler, E. (1991). Zur Therapieausbildung in der Praxis: Umgang mit beruflichem Streß und Prävention von "Burnout" - Möglichkeiten für Verhaltenstherapeuten. Verhaltensmodifikation und Verhaltensmedizin, 1, 29-54.

Schulte, D. (Hrsg.). (1991). Therapeutische Entscheidungen. Göttingen, Toronto, Zürich: Hogrefe.

Shorr, J.E. (1981). Psychoimagination. Hamburg: Isko-Press.

Smieskol, H. (1973). Die Rolle des ideomotorischen Trainings beim Erlernen sportlicher Bewegungsfertigkeiten. In Ulich, E. (Hrsg.), Schriftenreihe Training und Beanspruchung, Bd. III: Beiträge zum Mentalen Training (S. 149-173). Frankfurt/M: Limpert-Verlag.

Stanton, H.E. (1994). Die Kraft der Phantasie aktiv nutzen. München: Quintessenz-Verlag.

Stavemann, H. H. (1982). Meine Gedanken machen mich krank. Lisse: Swets & Zeitlinger BV.

Steiner, G. (1988). Lernen. Zwanzig Szenarien aus dem Alltag. Bern, Stuttgart, Toronto: Huber-Verlag.

Ulich, E. (1964). Das Lernen sensumotorischer Fertigkeiten. In Handbuch der Psychologie 1, 2. Halbband (S. 326-346). Göttingen: Hogrefe.

Ulich, E. (1967). Über verschiedene Methoden des Lernens sensumotorischer Fertigkeiten. Arbeitswissenschaft, 6, 48-50.

Ulich, E. (Hrsg). (1973). Schriftenreihe Training und Beanspruchung, Bd. III: Beiträge zum Mentalen Training. Frankfurt/M.: Limpert-Verlag.

Volpert, W. (1971) Sensumotorisches Lernen. In Ulich, E. (Hrsg.), Schriftenreihe Training und Beanspruchung, Bd. I: Beiträge zum Mentalen Training (S. 201-213). Frankfurt/M.: Limpert-Verlag.

Ward, W.O. (1992). Hypnosis, Mental Imagery and "Peer Coaching" in Gymnasts. In Bongartz, W. (Ed.), Hypnosis: 175 Years after Mesmer (pp 451-460). Konstanz: Universitätsverlag.

Zeyer, R., Dürr, W. & Revenstorf, D. (1993). Hypnotherapie bei Prüfungsangst. Experimentelle und klinische Hypnose, 1, 71-87.